SE VEND

Chez BURKEL, libraire, allées de Tourni.

PELLIER - LAWALLE, libraire, au
Chapeau rouge.

ET chez L'AUTEUR, rue des Minimes, n.º 22.

MÉDECINE.

Y a-t-il de la différence dans les Systèmes de classification dont on se sert avec avantage dans l'étude de l'Histoire naturelle, et ceux qui peuvent être profitables à la connoissance des maladies?

APERÇU

SUR CETTE QUESTION,

Par JEAN-CHRYSOSTÔME DUPONT, Docteur-Médecin de l'École de Montpellier.

Eam desideramus theoriam quæ à praxi felicissimâ sit deducta, ad eamque rursùs accomodata.

FREIND, præf. ad emenolog.

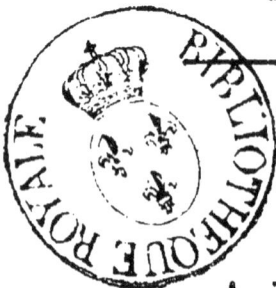

A BORDEAUX,

Chez PIERRE BEAUME, Imprimeur-Libraire, rue de l'Égalité, n.° 32.

1803—XI.

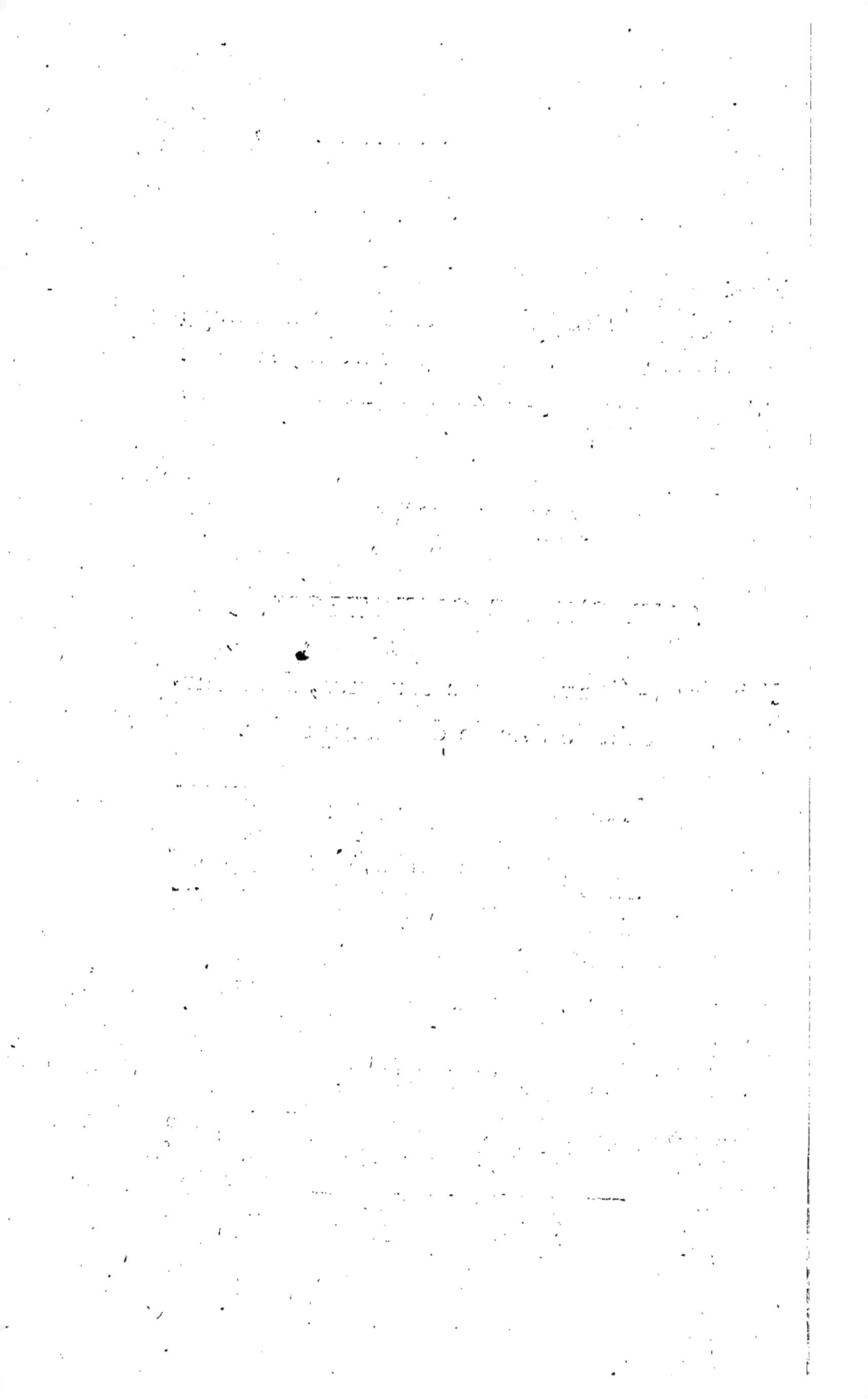

AVANT-PROPOS.

Les préceptes de la logique nous ont enseigné que lorsqu'on se propose de se livrer à la culture de quelque science , l'un des objets auxquels on doit particulièrement s'attacher, pour obtenir de ses études tout le fruit qu'il est en notre pouvoir d'en retirer , c'est de bien déterminer la nature des faits qui lui sont propres; de bien nettement exprimer l'attribut des opérations qui la constituent; et de la distinguer de toutes les autres par des traits éminemment prononcés , qui ne permettent pas de la confondre avec aucune. Avant de se livrer à aucune recherche, on doit se fixer avec précision sur les caractères du fondement de cette science , envisagés dans la totalité de leur nombre et sous toutes leurs faces; découvrir tous les points de contact qui peuvent la rapprocher de quelques-unes , toutes les différences qui peuvent l'en séparer. La multitude des êtres avec lesquels la méde-

cine entretient des rapports, lui rend peut-
être plus nécessaire qu'à toute autre science
l'emploi de cette méthode sévère et didac-
tique. Ainsi, lorsqu'on veut entrer en possession de la philosophie médicale et parvenir
à approfondir le système pathologique, le
premier travail auquel on a à s'arrêter,
c'est de bien caractériser l'espèce de phénomènes dont la médecine fait choix dans
l'immensité de ceux que produisent les
différens corps de la nature, pour en com-
poser son domaine particulier, et de les circonscrire dans une ligne de démarcation bien
rigoureuse. Au milieu des ressources variées
que les sciences collatérales paroissent lui
offrir, on est tenu de déterminer les services
réels qu'elle peut en retirer ; et en recon-
noissant toutes celles chez qui elle peut faire
des incursions avec avantage, poser cependant
les limites qu'elle ne peut dépasser sans
encourir des dangers. Chacun de ceux qui se
sont livrés à cette belle branche des connoissances humaines qui dirige ses efforts vers
le soulagement de nos souffrances, a dû

s'occuper dès son entrée dans la pratique,
à se former les compartimens d'un cadre
où fût spécifié le caractère distinctif de la
médecine, ainsi que les degrés de ses rapports et de ses différences avec les autres
sciences ; et les progrès ultérieurs auront
été pour tous d'autant plus rapides et
d'autant plus étendus, que le dessein de
ce cadre aura été lui-même plus exact et
son exécution mieux achevée. Les réflexions
que je soumets au public, sont détachées
de ce tableau d'analyse et de rapprochement
des principes fondamentaux de la médecine,
que j'avois contracté l'obligation de dresser,
en portant mes premiers pas sur le seuil du
sanctuaire de la science de l'homme. Elles
en sont la partie relative aux différences
qu'on peut saisir entre cette science et
l'histoire naturelle, considérées sous le
rapport des systèmes de classification qui
leur conviennent. Lorsque je me suis décidé
à les faire paroître, je n'ai pas eu la prétention
de répandre quelque lumière sur la question
que j'ai traitée, quoique toutefois elle ne soit

pas encore éclaircie dans tous ses points ; ma seule intention a été, en les publiant, de m'assurer si les principes que j'ai adoptés relativement aux dispositions intimes de l'ensemble des faits du premier ordre qui viennent y aboutir, sont conformes à une sage manière de philosopher, ou s'ils sont erronnés et désavoués par elle. La voie dont je me sers pour les faire connoître, étoit le moyen qui pouvoit le plus infailliblement me conduire à mon but, parce qu'il est le plus propre à m'obtenir sur leur légitimité ou leur inexactitude, la réunion des sentimens et des opinions des médecins éclairés. Je devois donc m'y arrêter d'une manière spéciale. Si dans la manière de penser que j'établis sur le sujet qui a fixé mon attention, je me suis écarté à mon insu des procédés de l'analyse et d'une rigoureuse dialectique, en la rendant publique, j'acquerrai la faculté de revenir sans plus de retard sur mes pas, et de ramener dans la bonne route, des études qui pourroient devenir stériles, ou d'une application dangereuse par une fausse direction; et quoique mon amour-propre ait à souffrir de cette inaperception, l'avantage que je ————— de la censure, me fera compter pour rien le déplaisir secret que porte malgré nous dans nos cœurs ce sentiment mortifié, parce qu'on ne doit jamais le ménager aux dépens de l'agrandissement des lumières et des réformes utiles, et lui sacrifier l'instruction. Si elle est conforme au véritable point de vue sous lequel on doit envisager les phénomènes dont j'ai voulu découvrir les rapports et les différences, leur exposition pourra bien ne pas être sans quelque utilité, quoiqu'il soit facile à chacun d'en présenter de semblables, parce que le médecin a besoin d'être rappelé de temps en temps à sa véritable destination dans la route embarrassée qu'il parcourt; les connoissances même répandues, il peut être bon de les rappeler quelquefois, lorsque les conséquences qui en dérivent sont d'un intérêt majeur, lorsque surtout devant sortir du cercle des abstractions, les applications que nous cherchons à en faire sont marquées par des

effets qui ne peuvent jamais être indifférens ;
parce qu'il arrive trop souvent que les hommes
s'arrêtent envers ~~qu a été~~ une simple reconnoissance, et par là même, à des notions
infructueuses et sans résultats.

Y A-T-IL de la différence dans les systèmes de classification dont on se sert avec avantage dans l'étude de l'histoire naturelle, et ceux qui peuvent être profitables à la connoissance des maladies?

C'EST sans doute un phénomène bien remarquable au milieu du spectacle imposant que présente à nos regards l'agrandissement successif des connoissances humaines, que cet empire particulier que l'histoire naturelle est venue exercer sur les autres sciences depuis un demi-siècle, cette prépondérance victorieuse qu'on lui a vu depuis lors acquérir sur toutes. Les hommes qui se sont attachés à suivre la première origine et les perfectionnemens ultérieurs des principales découvertes de l'esprit humain, ont eu depuis long-temps l'occasion de remarquer les améliorations supérieures qui lui ont presque fait changer de face depuis cette époque ; et ses progrès dans leur cours se sont développés avec tant de rapidité, ils ont été entourés de tant d'éclat, que lorsqu'ils ont voulu reconnoître la cause de cette active impulsion, ils ont trouvé dans cet éclat et cette rapidité les moyens faciles de la saisir et de la montrer dans tout son jour. Les savans l'ont signalée à tous les yeux ; d'un commun accord la philosophie générale a eu l'honneur de ces brillans accroissemens ; et c'est par les réformes avantageuses qu'elle avoit subi elle-même, qu'elle étoit parvenue à la précieuse prérogative d'enfanter des résultats si importans et si nouveaux. Cette analyse lumineuse qu'elle a fait naître et qu'elle dirige, et dont on a mieux apprécié les richesses, a été universellement proclamée comme le principe fécond à qui nous devons tant de bienfaits. C'est l'application qu'on a faite à ce genre de sciences des méthodes merveilleuses qu'elle enseigne et dont elle est l'unique source, qui a pu seule amener des changemens si profitables.

Au milieu de ces nouvelles conquêtes, la révolution vivifiante et accélérée que l'emploi de ce moyen universel venoit d'imprimer à l'histoire naturelle, devoit être un motif bien propre à diriger toutes les pensées vers l'essai de son extension à toutes les sciences qu'a créées l'esprit humain ; et l'on devoit s'étudier avec toute l'ardeur que peut inspirer la perspective séduisante d'un prochain triomphe, à multiplier des applications qui en avoient déjà obtenu de si glorieux. Aussi les hommes qui s'étoient adonnés à quelques branches des connoissances humaines, s'occupèrent-ils alors de toutes leurs forces à fortifier d'un si utile auxiliaire les études ou les arts qu'ils cultivoient. On les vit tous à l'envî faire leurs efforts pour approprier à leurs travaux un instrument dont les services avoient été si grands dans les sciences à qui on étoit parvenu à en faire adopter l'usage. La médecine comme les autres sciences s'est ressentie des effets si profondément régénérateurs de cette grande réforme; accoutumée à chercher le perfectionnement de ses procédés dans les différens systèmes qu'a successivement parcouru la philosophie générale, elle s'est ressentie de cette salutaire influence que l'esprit philosophique du dix-huitième siècle a étendu jusque sur toutes nos connoissances. Les succès de la philosophie ont favorisé, ont étendu ses progrès. Depuis qu'elle s'est bien pénétrée de l'esprit de cette propice et légitime association, ramenée à l'observation des faits, avant de s'occuper de théories qui ne procèdent jamais que sous ses auspices ne présentant des aperçus généraux, qu'autant que des individualités exactes, précises, bien constatées, en ayent fourni le vrai principe, les changemens salutaires qui ont été opérés depuis ce renouvellement dans sa marche, dans son enseignement, dans la démarcation plus précise de son objet, attestent combien l'application qu'on a faite de ces méthodes philosophiques aux différentes branches qui constituent son domaine, a été favorable à la rapidité de leur avancement. Un autre avantage encore qu'elle a obtenu depuis que l'esprit philosophique s'est introduit dans son étude, c'est qu'elle a pu alors faire tourner à son profit des travaux demeurés jusque-là inutiles, faute d'une analyse lumineuse qui en fit ressortir les résultats ; et on a senti que la médecine ne risqueroit plus de se perdre dans un chaos de notions incohérentes, assemblées par le hasard et reçues par la crédulité, depuis que la réflexion et l'ordre étoient venus présider à ses ouvrages. La médecine sans doute est bien loin encore d'avoir atteint le degré de perfection où elle peut arriver. Cependant de nos jours on doit cet hommage à ses travaux, elle s'est élevée

à réaliser dans un grand nombre de branches
de ses études, le vœu d'Hippocrate qui
vouloit, pour donner une base fixe à la
science de l'homme, qu'on transportât la
philosophie dans la médecine et la médecine
dans la philosophie; elle a identifié à ses
combinaisons la méthode et l'analyse des
sciences expérimentales; et ces importantes
améliorations, elle les doit à cette métaphysique renouvelée, à qui seule il appartient
de pénétrer dans les premiers principes des
choses, et qui en amenera de plus décisives
encore.

A cette époque de gloire et d'un jour
nouveau que je viens de rappeler, on voit
que l'introduction des méthodes philosophiques dans chaque branche de la science,
fournissoit dans la médecine le point central
qui devoit réunir toutes les méditations et
tous les efforts. Au milieu de tant de réformes à opérer, on doit compter sans doute
comme un des objets qui méritoit qu'on s'ar-
rêtât d'abord à le considérer, les tableaux no-
sologiques et les systèmes de classification
alors adoptés. Ils étoient sans doute un de ceux
qui réclamoient le plus impérieusement la
lumière d'un renouvellement efficace : l'esprit
même qui conduisoit les observateurs dans
les réformes de perfectionnement, sembloit

devoir diriger leur première attention sur cette partie fondamentale. A cette époque, la médecine possédoit depuis long-temps des systèmes de nosologie. Cette idée d'établir des classifications des maladies, en groupant dans un même cadre celles qui se ressembloient par quelque caractère, et en les séparant de celles qui présentoient des différences, avoit été exécutée plusieurs fois. On l'avoit souvent réalisée, quoique ceux qui se fussent occupés de ces recherches, eussent varié dans la marche qui les avoit conduit aux mêmes résultats ; et ce qui étoit un grand pas vers la vérité toute entière, la médecine connoissoit alors l'importance d'une distribution méthodique ; elle apprécioit l'utilité de la représentation des notions individuelles dans des abstractions ; et elle voyoit combien cette marche étoit propre à soulager la mémoire qui n'eût jamais pu conserver tant de faits isolés, sans ce secours artificiel. Mais si la médecine avoit alors des systèmes de classification ; si l'idée de Sydenham, qui regardoit une distribution des maladies, fondée sur leurs analogies et leurs différences, comme un moyen qui devoit faire faire les plus grands progrès à notre art, avoit été en partie réalisée ; si Sauvages avoit mis au jour son système de

nosologie ; si d'autres médecins après lui
s'étoient occupés de cet objet. avec le même
zèle et la même persévérance, néanmoins,
malgré ces travaux, on n'étoit point arrivé
à l'époque difficile où l'on eût construit un
ordre, un enchaînement qui réunit tous les
faits épars autour d'un système général et
régulier. Les principes qui devoient servir
de base à une classification lumineuse des
maladies, restoient encore méconnus ; et les
méthodes de classification dont on avoit fait
usage, presque toujours étrangères à la nature
des êtres dont elles cherchoient à donner une
idée , n'apprenoient rien de leur véritable
caractère, ou n'en donnoient que de fausses
idées. Les médecins qui avoient dirigé leurs
recherches de ce côté, s'étoient le plus souvent
écartés du but où ils vouloient arriver, parce
qu'ils avoient ajouté ou changé à leur insu
à la simplicité du plan sur lequel la nature
opère. Marchant généralement sur les traces
des botanistes nomenclateurs, qui, d'après
quelques caractères apparens des plantes, les
distribuent en classes, en ordres, en genres
et en espèces, ils distribuoient les maladies
d'après un petit nombre de caractères extérieurs qui varioient dans chaque méthode,
suivant l'esprit de chaque auteur. Ils se
bornoient à les classer, d'après les circons-

tances anatomiques des organes, ou d'après
les symptômes apparens qui les accompa-
gnoient. Ils faisoient également servir de base
à leur système de division, l'influence des
causes procatharctiques que les bons médecins ont toujours reconnu ne pouvoir servir
à former des espèces d'une manière lumineuse et applicable à la pratique, et dont
Hippocrate avoit déjà attaqué solidement l'utilité pour les déductions œthiologiques, dans
les médecins de l'école de Gnide. A cette
époque où la philosophie vint éclairer les
sciences, les circonstances d'où l'on avoit
déduit les rapports et les différences, étoient
encore chimériques, éventuelles, ne présentoient aucun moyen d'utilité ; ensorte que
malgré les découvertes de nos prédécesseurs,
il restoit à rechercher à nouveaux frais les
affinités réelles et constantes des maladies,
et à en déduire un système nosologique
rigoureux, fondé sur des circonstances essentielles et non sur des signes arbitraires.

La manière défectueuse dont étoit cultivée
la science, lorsque la méthode de Bacon, de
Lock et de Condillac, est venue répandre sur
la médecine les lumières dont elle avoit éclairé
les sciences qui les premières en avoient fait
l'essai; les lacunes qui existoient encore alors
dans la connoissance ~~incomplète que l'on~~

avoit d'une entière application des principes d'analyse et de décomposition, devoient donc dans ce moment engager les médecins qui travailloient à reculer les bornes de leur art, à tourner leur vue vers les vrais principes d'un bon système de classification. Ils devoient par la collection des affinités des maladies, chercher à en déduire un ensemble systématique et régulier, soumettre leurs divers élémens constitutifs à un examen sévère, à une comparaison judicieuse. Ils devoient faire leurs efforts pour approprier à la médecine cette précision d'analyse, cette sévérité d'estimation des faits, qui vint la placer au rang des sciences exactes : aussi toutes les tentatives se dirigèrent vers ce but, et ce ne fut pas sans quelque succès, qu'on s'occupa à perfectionner la science dans cette partie si importante et si essentielle. Beaucoup de médecins illustres concoururent aux progrès de ces utiles changemens ; leurs travaux néanmoins n'embrassèrent pas toutes les parties de la nosologie. Aucun d'eux n'étendit ses réformes jusqu'au système entier des maladies, et on n'en est point surpris, lorsqu'on voit que les méditations ultérieures des médecins les plus recommandables, n'ont pu tout-à-fait éclaircir un objet qui présentera toujours des obstacles aux recherches les plus

laborieuses. Parmi les médecins qui ont particulièrement concouru à ce perfectionnement,
Selle paroît être un de ceux dont les travaux
nous ont été le plus profitables. Grimaud,
professeur à l'université de Montpellier, a
aussi donné dans son traité sur les fièvres,
une classification qui s'appuye sur l'analyse
la plus profonde des maladies, et qui est
plus immédiatement que toute autre applicable à la pratique. Ces deux médecins illustres qui sont peut-être ceux qui ont le
plus fait tourner au profit de la médecine
les progrès de la philosophie générale, paroissent avoir su s'attacher mieux que tout
autre, aux sources positives et fondamentales
des affinités et des différences entre les
maladies. Exacts et précis dans les observations particulières, on voit dans leurs
tableaux généraux leur talent à en déduire
avec justesse les résultats les plus étendus
et les plus vrais.

Pendant que la médecine se servoit avec
tant de succès des méthodes et des progrès de
la philosophie générale, l'histoire naturelle
qui l'avoit dévancée, comme je l'ai dit, dans
cette utile adoption, en ressentoit de
plus en plus les bienfaits et les avantages.
A l'aide de ce moyen heureux qui repré-
sente dans une abstraction devenue signe

de convention, un grand nombre de détails isolés qui auroient sans son appui accablé le jugement le plus solide , l'immensité des ressources qu'elle embrassoit n'étoit point un obstacle à des découvertes ultérieures , et elle pouvoit poursuivre de nouvelles conquêtes, sans que ceux qui la cultivoient eussent à craindre qu'une si grande masse de faits individuels qui s'accumuloient sans cesse, ne fût plus en rapport avec l'étendue de travaux dont ils sont susceptibles. Mais du sein de cette marche triomphante on vit naître alors une erreur qui pouvoit avoir des suites bien pernicieuses. Les méthodes de division que l'on avoit admises dans les différentes branches de l'histoire naturelle, concourant d'une manière aussi rapide à ses progrès, en même temps qu'elles facilitoient et simplifioient son étude, on parut croire que l'application à toutes les sciences de méthodes calquées sur les mêmes principes, fût en possession de leur imprimer le même mouvement, et que les bases d'une distribution régulière , dont chaque sujet de nos contemplations doit porter le caractère, pour y établir de l'ordre et en hâter les progrès, devroient être les mêmes pour les êtres vivans que pour les corps inorganiques. Cette idée fut très-propagée.

On proclamoit les méthodes utiles et suf-
fisantes pour l'étude de cct ordre de corps,
comme celles qui devoit *en* éclairer la connoissance des corps organisés vivans ; et, contre
ce que nous manifeste la Nature , rendant
communs aux produits de la vitalité les attributs fixes et constans des substances qui entrent dans le domaine de l'histoire naturelle ,
auxquels leur essence ne sauroit se plier , on
pensoit assez généralement que des méthodes
de distribution , fondées sur les mêmes caractères , devoient embrasser ces deux classes
d'êtres si opposés. Les systèmes de classification qui ont paru à cette époque, portent
presque tous l'empreinte de cette application
trop étendue des classifications des corps
inorganiques aux êtres vivans, dont on vouloit considérer les phénomènes sous le même
point de vue ; et si c'étoit ici le lieu de développer avec quelque étendue les effets qui
ont résulté de cette marche et de cette méthode,
nous verrions quelle influence a exercé sur les
parties même les plus importantes de la médecine , cette adoption illimitée et sans mesure qu'on fit alors des classifications qui
dirigeoient l'histoire naturelle.

On l'a dit à cette époque : les divisions fondamentales de la pathologie doivent être
calquées sur les lois de distribution métho-

dique adoptées dans les diverses parties de
l'histoire naturelle. Est-il donc vrai que la
méthode de classer les maladies doive être la
même que celle qui est adoptée pour les corps
inorganiques (1)? Est-il vrai que les caractères
qui sont suffisans pour les uns soient également profitables pour les autres? Et ces deux
espèces d'êtres, à l'aide des mêmes méthodes,
nous dévoilent-elles également leur mystère
et la variété indéfinie de leurs phénomènes ?

---

(1) Je modifie le sens dans lequel est pris ordinai-
rement le mot inorganique. J'entends ici par inorganiques, non-seulement les corps de la Nature dont
l'existence, dans l'état où nous les apercevons, dépend
des lois physiques et des affinités chimiques, et se
maintient par ces mêmes forces, mais encore les propriétés des substances organiques qui, une fois créées
et établies par les forces vitales, sont attachées à un
mode d'existence fixement déterminé et constant dans
les apparences sous lesquelles elles se produisent à nos
sens ; celles de leurs propriétés, qui dépendent plus
particulièrement de leur structure ou de la situation
des parties de la matière qui les constitue. L'extension
que je donne à l'acception commune de ce mot, me
semble exacte, parce qu'après la première impulsion
des forces hyperorganiques pour développer ces propriétés et leur donner les premières formes, les lois
générales qui régissent l'univers paroissent diriger en
entier leurs phénomènes consécutifs.

L'aperçu des caractères qui ont servi de base aux classifications des corps inorganiques , avec leur rapprochement de ceux que réclame la nature des états pathologiques, nous aidera sans doute à nous diriger dans cette recherche. S'il est un moyen d'obtenir quelque résultat de cet examen, on doit bien s'attendre à le trouver dans l'indication des rapports ou des différences que fournit leur juste comparaison.

Sans nous arrêter ici à énumérer les différentes espèces de caractères dont les naturalistes ont fait usage depuis que l'histoire naturelle a pris les formes d'une science distincte et séparée de toute autre , ceux qui ont été adoptés par les auteurs les plus modernes suffisant pour notre objet , si nous portons nos regards sur l'ordre des phénomènes qu'ils ont employé pour établir des classifications parmi les êtres qui entrent dans le domaine de son étude, que nous offrira la considération de leurs attributs? On peut s'en convaincre bien vîte en ouvrant les annales de la science ; ces caractères sont tous pris du nombre des parties , de leur forme, de leur grandeur ; et pour exprimer d'une manière plus particulière la propriété qu'on a recherché dans ces caractères , on les a tous tirés de parties uniquement extérieures , tout à fait perceptibles à nos sens, et dont nous pouvons à tout instant vérifier l'existence, ainsi que les divers modes qu'elle peut subir. Que voyons-nous dans cette marche ? Peut-on supposer quelque intention secrète aux naturalistes dans le choix qu'ils ont fait de cette espèce de caractères ? Les procédés de leurs méthodes peuvent-ils nous laisser entrevoir le but où ils ont voulu arriver ? Si nous avons bien saisi leur dessein et leur pensée, ils se sont arrêtés spécialement à ces caractères, parce qu'ils exprimoient dans les corps les attributs qu'ils y recherchoient, et qu'ils en étoient ainsi un signe représentatif; parce que leur pérennité, le mode de leur existence, arrêté d'une manière positive et invariable, permet à l'observateur de les étudier avec détail, d'en bien saisir tous les traits, d'en découvrir toutes les nuances et toutes les formes; et si nous devions nous occuper des causes qui ont amené l'histoire naturelle au point de perfection où elle est parvenue, nous n'aurions à la chercher que dans cette même constance, dans cette même stabilité des caractères qui ont amené consécutivement la perfection de ces méthodes de classiffication.

Si nous recherchons à présent les traits distinctifs des caractères que nous pouvons

saisir dans les divers désordres de la vitalité
humaine, et que nous les comparions avec
ceux que fournit l'histoire naturelle, nous
trouvons dans la nature de leurs premiers
élémens une différence essentielle et qui est
tracée d'une manière bien remarquable ; nous
apercevons une bien grande distance entre
l'éminente simplicité dont ils sont doués, et
l'intime composition de ceux auxquels on
est forcé de s'arrêter, pour reconnoître l'individualité de chaque maladie. Nous venons
de voir que l'histoire naturelle, par le point
de vue sous lequel elle considère les êtres,
fournit à l'observateur un sujet toujours le
même, toujours identique. La simplicité de
leur organisation simplifie leurs phénomènes :
elle les circonscrit dans des bornes assez
étroites, et elle les rend par là même, faciles à
saisir et à apprécier. Dans la pathologie, nous
n'avons plus cette simplicité d'organisation
et d'effets qui nous seroit si nécessaire pour
nous diriger avec sureté. Notre marche n'est
plus éclairée par cette précision de caractères
si éminemment arrêtée dans les corps inorganiques. Les phénomènes dans les maladies
sont arrêtés d'une manière extrêmement variable et protéïforme ; l'état de confusion
et de trouble dans lequel ils se présentent,
se remarque rarement ailleurs avec autant

d'évidence; presque toujours ils se succèdent avec un désordre, une irrégularité, qui ne permettent pas à l'observateur d'en apercevoir les rapports, d'en bien saisir la chaîne. On sait combien il est difficile de tomber dans des erreurs, dans la science de l'homme, lorsqu'on l'envisage du côté des opérations de l'ame; et quoique, considérée par rapport aux fonctions que le corps animal exerce, elle soit moins sujette à se tromper, elle ne s'avance, cependant, qu'au milieu des embarras et des écueils. Un des plus grands obstacles dans la pathologie, pour qu'on puisse lui adapter des classifications analogues à celles de l'histoire naturelle, c'est la multitude de combinaisons et de phénomènes développés par la machine humaine, qui la rendent une des plus compliquées de la nature, et qui diversifient ainsi son objet, au point d'en faire un des corps dont on éprouve le plus de peine à dévoiler tous les ressorts; car plus nos idées se composent, et plus elles deviennent abstraites, plus aussi leurs analogies et leurs différences se dérobent à nos recherches, plus il devient difficile d'en établir les affinités réciproques positives, et d'en déduire un système régulier de classification, parce que les produits de nos abstractions ne nous frappant pas tous de la même manière, la

perception des rapports et des dissemblances
ne peut être énoncée par des expressions
identiques, ne peut fournir les mêmes résultats. L'inépuisable variété des détails, l'impuissance où nous sommes de les représenter
tous sans multiplier leurs noms plus encore
qu'ils ne le sont eux-mêmes, voilà encore
d'autres obstacles qui établissent une démarcation prononcée entre les moyens que nous
avons pour obtenir de bonnes classifications
dans l'histoire naturelle, et ceux dont nous
pouvons disposer pour arriver au même but
dans la médecine. Les rapports et les dépen-
dances étroites qui lient la pathologie, plus
que toute autre science, à un grand nombre
d'objets qu'on ne peut rigoureusement circonscrire et déterminer, rendent ses classifications
d'autant moins susceptibles d'être ramenées à
cette fixité de situation des corps inorganiques;
et voilà sans doute la raison de la lenteur
qui a accompagné ses progrès, tandis que
d'autres sciences prenoient des accroissemens
rapides. Cette différence de la pathologie
et de l'histoire naturelle, du côté du point de
vue sous lequel elles considèrent les sujets
respectifs de leurs études que je viens d'indiquer, résulte du moindre aperçu de la
constitution même de ces deux sciences. Nous
n'avons pas besoin sans doute d'un exemple

particulier, pour lui donner un nouvel appui.

Une des causes qui paroît avoir le plus contribué à répandre cette opinion erronnée de la convenance des mêmes méthodes dans l'histoire naturelle et la pathologie, c'est qu'on avoit pensé que le but des études étoit le même dans chaque science ; que les connoissances fournies par l'une étoient ressemblantes à celles qui sont fournies par l'autre ; qu'elles étoient marquées des mêmes caractères. Mais le moindre examen suffit pour faire voir que cette assertion n'est point justifiée par l'observation des faits ; et ce sont les conséquences les plus immédiates qui s'en déduisent, qui vont nous donner cette différence du but vers lequel ces deux sciences dirigent leurs recherches. Arrêtons-nous à cet effet à considérer les travaux de l'histoire naturelle et de la médecine ; et portant d'abord nos regards sur la première de ces sciences, que voyons-nous de ses résultats ? quels effets apercevons-nous qu'elle produise dans ses diverses combinaisons ? L'histoire naturelle étudie les propriétés des corps avant qu'ils ayent subi quelque changement et quelque décomposition ; elle s'arrête, par la nature des considérations auxquelles elle s'applique, à des qualités toujours apparentes, à des phénomènes toujours sen-

sibles; et lorsqu'il est envisagé comme ap-
partenant à l'histoire naturelle, l'homme
trouve également sa place dans l'échelle
d'analogie et de différence qu'elle a formée
pour tous les êtres ; elle mentionne aussi
les rapports qu'il soutient avec eux, ainsi
que les éminentes facultés qui l'en distinguent.
Son but principal est de faire connoître à
la vue les diverses substances qu'elle soumet
à son examen; elle ne s'attache qu'aux attributs que nous pouvons facilement retenir,
sans s'occuper à déterminer leurs propriétés
intérieures. Pour parvenir à cette connoissance, il faut ajouter à ses travaux des
recherches nouvelles qui ne sont point de
son ressort. Quand on veut découvrir ces
rapports majeurs, chaque sujet de ses observations vient faire partie d'une science spéciale et distincte (1). Dans la pathologie, au

---

(1) Les propriétés que je viens d'indiquer comme
spécifiant d'une manière particulière l'histoire naturelle,
sont déduites de la circonstance qui la caractérise le plus
essentiellement, d'étudier les corps dans l'état d'inté-
grité où la Nature les a formés. Circonscrite à cet ordre
de phénomènes qui résultent d'une organisation régulière, il est vrai que les connoissances qu'elle fournit
n'embrassent point tout ce que nous pouvons découvrir
dans un corps ; mais il paroît que c'est ce genre de no-

contraire , non-seulement les phénomènes
extérieurs doivent être recueillis , il faut
encore parvenir jusqu'aux signes indicateurs
de l'état interne des organes. Les phénomènes
que le médecin doit signaler sont cachés
profondément dans le sein de l'organisation.
Les sens externes ne sont pas ici les seuls
instrumens pour arriver jusqu'à la connoissance entière des principes morbifiques qui
doivent lui prêter leur appui , et il a besoin
d'employer les forces les plus composées de
l'entendement, qui sont d'un ordre bien différent. Ces diverses propriétés de la pathologie sont sans doute renfermées dans sa
plus exacte définition. La différence de leur

tions qui constitue son objet propre et distinct ; elle a
pour domaine spécial les phénomènes extérieurs , comme
d'autres sciences ont les phénomènes intérieurs. Ma
définition de l'histoire naturelle est donc encore la plus
générale ; et la preuve s'en tire de ce que les systèmes
les plus employés dans cette science ne sont point
encore établis sur les principes constituans ou les affinités intimes, comme on peut le voir plus particulièrement par les bases des systèmes de minéralogie et de
botanique les plus usités. Il ne paroît pas que généralement l'explication des phénomènes , ou l'indication
de leur cause fondamentale, ait été considérée comme
de son ressort.

but respectif que je viens d'indiquer dans
l'histoire naturelle et la pathologie, pourroit
devenir plus sensible par un exemple ; dans
ce cas-ci néanmoins, elle s'applique avec trop
de généralité aux individus de chacune de
ces sciences, pour qu'elle nous devienne nécessaire. Cependant dans les autres différences qu'il nous reste à établir, nous ne
négligerons pas de nous fortifier d'exemples
particuliers, lorsqu'elles seront essentielles,
et que leur exactitude ne ressortira pas avec
assez d'évidence. La lumière que laissent
échapper les sujets de nos considérations,
perd de son éclat dans le champ des abstractions ; l'esprit y reste sans appui ; il
demande à s'arrêter sur des individualités,
pour bien apercevoir la raison des principes ;
nous aurons égard à cette disposition de
l'intelligence.

Ce qui met une autre bien grande différence dans les méthodes de classification
dont l'histoire naturelle et la pathologie
peuvent s'accommoder, c'est la diversité du
mode d'existence ou d'organisation des phénomènes dont s'occupent ces deux sciences.
Dans l'histoire naturelle, les phénomènes
qu'elle recherche sont généralement de simples effets, de simples résultats ; une fois
créés par les forces susceptibles de les déve-

lopper, ils n'ont plus de liaison avec elles ; ils en sont dans une indépendance presqu'entière. Ils ne sont en outre qu'une modification de la structure ou de la situation des parties ; ils sont relatifs à une simple modification des formes. Dans la pathologie, au contraire, ces phénomènes qui constituent une maladie, et que le médecin est obligé de reconnoître, ne sont pas toujours de simples effets ; plusieurs font partie de la cause productrice ; ils en sont des élémens essentiels, et, ce qu'il est important de remarquer, foiblement subordonnés aux propriétés de la structure : ils sont encore en grande partie le résultat des forces hyperorganiques (1). Ainsi, prenant les

---

(1) Quoique ces forces que j'appelle hyperorganiques dans l'homme, dépendent bien des propriétés de la structure, comme les autres forces plus simples qu'il laisse apercevoir ; et que nous ne puissions admettre d'autre principe des forces, quelque différentes qu'elles soient dans leurs effets, que sa propre énergie ; néanmoins ces forces qui constituent les êtres organisés vivans, et qui les maintiennent dans la vie, développant des effets bien différens de ceux qui résultent des forces de la matière inorganique ; malgré cette origine commune, on doit établir entr'elles une distinction pour la facilité de la méthode, et pour pouvoir mieux étudier leurs attributs. Les phénomènes qui se passent dans les corps organisés

caractères de la botanique pour prototype de ceux qu'on a choisis dans les différentes branches de l'histoire naturelle, nous voyons dans presque tous les systèmes de cette science, que les caractères dont on s'est servi pour former les différentes divisions, pour des espèces en former des genres, et des genres remonter aux ordres et aux classes, ont bien évidemment, pour marque distinctive,

---

vivans ne sont pas en totalité du ressort des forces hyperorganiques ; les lois physiques et chimiques viennent pour beaucoup modifier leur action. Cependant la proposition établie dans ma dissertation est exacte, parce que ce genre de forces supérieures ne s'observe point dans les sujets de l'histoire naturelle, ou que ce n'est point de ses effets dont on s'occupe, tandis qu'elles jouent le premier rôle dans la production des phénomènes physiologiques et pathologiques des corps organisés vivans, quoiqu'ils ne soient pas tous sous leur dépendance. Ce qui donne un nouvel appui à ma proposition, c'est que l'action des forces hyperorganiques qui maintiennent les corps dans la vitalité, paroît exercer un moment plus d'empire dans la maladie que dans l'état de santé, et l'emporter plus décidément alors sur les forces physiques et chimiques : les efforts extraordinaires que fait la Nature dans la maladie, pour dompter le principe du mal, peuvent bien être regardés comme un surcroît momentané d'action des forces hyperorganiques.

d'être déduits des divers modes de situation
des parties des êtres qui en sont le sujet.
Dans la première classe de Linné, par exemple, les caractères qui distinguent le premier
genre du premier ordre, sont bien évidemment dépendans de la situation que la matière affecte dans ces parties, puisqu'ils sont
tirés des circonstances du nombre, de la
forme, de l'insertion et de la grandeur du
calice, de la corolle, du nectar, des étamines, et de l'ordre dans lequel les parties
se trouvent combinées entr'elles. Dans la
pathologie, au contraire, les phénomènes
qui caractérisent les maladies, ne dépendent
pas essentiellement de la situation de la
matière ; quoique les apparences sensibles
sous lesquelles ils se produisent soient attachées à ces conditions de perceptibilité, les
rapports par lesquels elle s'identifie avec eux,
ne sont qu'une modalité de leurs principes ;
elle n'est que co-existante avec les autres
élémens qui les constituent; car, quand bien
même ils ne se feroient pas remarquer dans
une maladie, ce qui écarte tout rapport avec
la matière, elle n'en seroit pas moins décidément établie; la circonstance essentielle à sa
génération, la cause capable de la faire naître,
n'en seroient pas moins réelles, quoique nos
sens ne pussent pas en saisir les signes dans les

modifications de l'organisation ; la lésion des
forces vitales fourniroit alors seule son vrai
principe. Ainsi, pour reconnoître une pleurésie
inflammatoire, à la désignation du siége de
l'affection qui indique l'espèce, on réunit les
signes indicateurs du genre, comme le sentiment d'une douleur pungitive, rapportée
du côté de la poitrine, une soif ardente,
une chaleur vive, et quelques autres phénomènes qui sont bien en grande partie indé-
pendans des modifications perceptibles de la
structure, et qui se rapportent aux dispositions où se trouvent livrées les forces vitales.
Cette différence du mode d'existence et d'organisation des phénomènes dans l'histoire
naturelle et la pathologie, établiroit irrévocablement à elle seule la nécessité d'une
distinction dans leurs méthodes de classification ; car, pour qu'on puisse retirer quelque
utilité d'une distribution nosologique, elle
doit absolument être calquée sur des phénomènes de cette nature, qui sont les seuls
qui peuvent nous donner la connoissance de
la nature réelle de la maladie. Un système
de classification des maladies dans lequel on
auroit établi les divisions sur des phénomènes
d'un autre ordre, seroit pour nous sans
objet, parce qu'il seroit inapplicable à la
pratique, et que nous ne serions jamais cer-

tains que les caractères dont on auroit fait usage, dans les cas où ils viendroient à se manifester, fussent la véritable expression de l'identité ou de la différence d'action du principe vital, avec des états précédemment observés qu'ils paroîtroient indiquer. Une classification qui seroit appuyée sur des caractères si frivoles, ne feroit que jeter le médecin dans l'embarras et la perplexité; il seroit livré à la plus cruelle incertitude, lorsqu'un état maladif se dépouilleroit des symptômes accoutumés, ou se présenteroit sous une apparence insolite; il flotteroit constamment dans l'indécision pour la détermination du diagnostic, par le vague et le peu de fixité des phénomènes.

On aperçoit une autre raison de la différence qui doit exister dans les classifications de l'histoire naturelle et de la pathologie, dans la diversité de nature des phénomènes qui font l'objet de chacune de ces sciences, et dans l'inégalité bien marquée des difficultés que chacune d'elles nous oppose pour nous laisser saisir ceux qui lui sont propres. Dans l'histoire naturelle, la connoissance à laquelle on aspire est purement historique; on ne s'occupe qu'à rassembler des résultats considérés séparément de toute force; on s'arrête aux dispositions que présentent les

corps, sans chercher à découvrir les causes.
qui ont contribué à les produire ; la relation.
des phénomènes est la seule chose qu'on
s'attache à recueillir. Dans la pathologie,
au contraire, non-seulement on doit rassembler des faits, mais il faut encore s'élever
jusqu'à leur cause (1). La connoissance que
l'on a à acquérir est non-seulement historique,
elle est encore philosophique ; la connoissance
de la cause devient indispensable, parce que
les symptômes sous lesquels les maladies se

------

(1) Quoique la nature de la maladie ou sa cause
soit l'objet essentiel à découvrir, on doit néanmoins la
chercher dans les symptômes qui en émanent ; c'est
d'eux qu'on doit déduire son caractère et son espèce. Il est des cas, il est vrai, comme nous le
verrons plus bas par un exemple, où nous ne pouvons absolument en découvrir aucun ; mais lorsqu'il
nous est donné d'arriver jusqu'aux phénomènes qui
soient des signes positifs d'une maladie, il est certain que pour parvenir à dévoiler sa nature, nous
devons partir de ces phénomènes, en comprenant
parmi les phénomènes, non-seulement les circonstances
présentes, mais encore toutes celles qui ont eu précédemment quelque influence, quoiqu'elles n'existent pas
actuellement. Nous ne pouvons rien décider sur la nature des maladies ; que d'après leurs phénomènes. Nous
concluons des phénomènes à leur cause ; il ne nous est

manifestent, seroient attaqués en vain, si on ne venoit à détruire leur principe générateur, qui les subordonne presque entièrement à ses conditions. Cette cause, le médecin est tenu de la découvrir dans les phénomènes sensibles qui sont pour lui son premier point de départ. Pour la trouver, il est obligé de réunir ces phénomènes avec toutes les autres circonstances qui peuvent fournir quelque lumière, de les comparer sous tous les rapports avec la cause qu'ils indiquent, pour en ap-

pas donné de faire autrement. Les caractères qui distinguent les maladies doivent être perceptibles à nos sens, afin que nous puissions, dans tous les cas possibles, discerner par eux la maladie actuellement existante, dont nous recherchons ensuite plus facilement la nature : c'est là la voie qui nous conduit vers elle avec le plus de précision ; et quoiqu'on ne puisse rien conclure pour leur cause, des phénomènes des maladies pris indistinctement, il n'en est pas de même lorsqu'il s'agit d'en établir les caractères par tels et tels symptômes, et qu'on se sert des phénomènes qui décèlent leur nature, selon l'expérience des meilleurs médecins, ou des vrais indicans : aussi, est-ce la découverte de ces phénomènes majeurs, qui est le point le plus essentiel pour l'indication du principe de la maladie. Pour pouvoir le saisir, on ne doit s'arrêter qu'à ceux qui sont de cet ordre supérieur.

précier toute l'intensité; et après être remonté des effets à la cause par l'analyse, il doit revenir à la synthèse, pour passer de nouveau aux effets qu'il a observés. En outre, il entre dans ses obligations d'apercevoir non-seulement les dispositions actuelles du corps, mais encore quel étoit son état avant que les causes morbifiques aient agi; dès qu'un effet composé indique plusieurs causes, de fixer si elles existent ensemble, ou si elles sont séparées; si elles ont agi simultanément, ou si elles ont concouru les unes après les autres à déterminer l'effet actuel; d'examiner non-seulement tout ce qu'elles ont décidé, mais les considérant en elles-mêmes par rapport à leur puissance, de juger encore tout ce qu'elles peuvent produire. Sans qu'il soit nécessaire de s'arrêter sur des détails plus étendus, on voit suffisamment par cette indication du travail du médecin, combien les connoissances indispensables dans la pathologie, sont plus difficiles à acquérir que celles que réclame l'histoire naturelle. Cette inégalité d'obstacles que ces deux sciences présentent à nos recherches, est une autre différence bien positive que l'on découvre entr'elles; elle paroît trop immédiatement découler de leur génie caractéristique, pour qu'il ne devienne pas superflu de la particulariser davantage par quelque exemple.

On peut faire servir encore à établir la différence qui doit exister dans les classifications de l'histoire naturelle et de la pathologie, la différence de l'origine des caractères utiles dans chacune de ces sciences. Dans l'histoire naturelle, les circonstances qui fournissent les caractères font partie intégrante de l'être sur lequel on les observe; elles ne sont le produit d'aucune cause accidentelle et contre nature; elles dépendent uniquement de leur organisation première, et on ne peut les attaquer sans porter atteinte à l'unité du mode de leur existence. Dans la pathologie, au contraire, les phénomènes qu'on y étudie ne font point partie de la structure ou des fonctions régulières de l'individu; ils sont amenés par une cause qui est de courte durée, et dont l'effet est funeste; ils doivent être anéantis, pour que celui qui en est atteint se soutienne dans la vitalité; leur persistance ameneroit invinciblement sa destruction. Une circonstance qui distingue encore la pathologie, c'est que la maladie n'est point un être qui se présente au même instant, avec toutes ses marques caractéristiques; elle n'a point encore, au moment de sa naissance, tous les traits qu'un plus grand développement doit lui donner;

elle ne se forme que par gradation, et elle
ne parvient que par degrés ménagés à la
plénitude de son existence. Cette différence
d'origine des caractères de l'histoire naturelle
et de la pathologie que je viens de remarquer, paroît encore bien rigoureusement
renfermée dans la nature de ces deux sciences;
un exemple particulier seroit également superflu pour mieux faire ressortir son accord
avec les faits.

Les différences que je viens d'exposer entre
les élémens constitutifs des maladies et les
caractères de l'histoire naturelle, établissent
déjà entr'elles plusieurs points de séparation
bien prononcés; elles font déjà pressentir
que les méthodes de classification ne doivent
pas être les mêmes dans ces deux sciences;
et on commence à s'apercevoir que les êtres
qui entrent dans leur domaine respectif,
étant en beaucoup de points distincts dans
le fond des rapports qu'ils soutiennent et
qu'on y considère, ils doivent aussi différer
par les moyens qui conduisent à les approfondir. Parcourons le cercle des autres raisons
qui appuient cette importante distinction.

La différence de la valeur des mêmes
caractères, pour nous indiquer dans l'histoire
naturelle et la pathologie les phénomènes
que nous y recherchons, et nous conduire

aux connoissances que nous voulons acquérir,
établit une autre ligne de démarcation rigoureuse entre les principes propres à diriger
les classifications de ces deux sciences. Dans
l'histoire naturelle, les caractères primitivement convenus, et dont on a fait choix pour
un système, suffisent pour l'aperçu des
considérations qui y ont rapport; ils conduisent à la connoissance entière de l'objet
dont on s'occupe. Ces caractères une fois
acquis, il ne reste plus aucune circonstance
à rapprocher; on est arrivé au but où l'on
vouloit atteindre, on a découvert l'attribut
vers lequel on dirigeoit ses recherches; et
l'instruction qu'on s'est appropriée est exempte
de toute incertitude, de toute obscurité.
Sans que nous ayons ici besoin d'une individualité qui en présente directement la
preuve, il est facile de voir que les diverses
propriétés que je viens d'énumérer, s'appli-
quent généralement aux êtres qui entrent
dans le domaine de l'histoire naturelle. Dans
la pathologie, au contraire, les phénomènes
sensibles, actuellement perceptibles par nos
sens, sont insuffisans pour nous indiquer
parfaitement leur vrai génie; la forme et
les allures sous lesquelles ils se produisent,
sont sous la dépendance d'une foule de
causes mobiles et changeantes. L'influence

des constitutions générales de l'air, par exemple, sert presque toujours, plus que les indications qu'ils fournissent, à fixer sur la nature du principe morbifique. Quoique cette cause soit éloignée de nous et qu'elle ne soutienne aucun rapport avec les phénomènes sensibles, après les avoir décidés, elle joue cependant le premier rôle pour déterminer le caractère pathologique essentiellement indicateur. Sa combinaison avec les autres circonstances de la nature du pays, des tempéramens, de la manière de vivre, des habitudes et des passions, et avec les causes diverses qui composent les constitutions médicales, fournit de continuels obstacles à ce que les maladies se manifestent invariablement par des phénomènes extérieurs, propres à signaler leurs élémens constitutifs. Aux variations qu'elles déterminent, se joignent encore les anomalies qu'ont le pouvoir d'amener les constitutions précédentes : cette cause se joue aussi des symptômes extérieurs d'une manière très-remarquable. Ainsi, il arrive souvent qu'on est obligé de remonter à des temps reculés, pour assigner l'origine et le traitement des maladies qui règnent épidémiquement, sans que les signes apparens puissent presque rien nous indiquer de leur nature. Ainsi, on trouve

parmi les observations de Sydenham, que
l'hiver de 1683 ayant été fort rigoureux,
il rendit plus sensible l'effet de l'été qui
lui succéda ; et la constitution bilieuse eut
bientôt pris une supériorité tranchante ,
quoique la température de l'air éprouvât ses
révolutions habituelles, et que les phénomènes sensibles fussent bien plus indicateurs
de l'action de cette dernière, que du véritable génie de la maladie. L'hiver de 1684,
très-doux en comparaison du précédent ,
n'eut pas la force d'abattre le génie bilieux
qui continua de régner, surtout le printemps
de cette année , et qui s'étendit jusqu'à la
fin de 1686 , dont l'hiver offrit encore des
péripneumonies bilieuses qui datoient réel-
lement de trois années antérieures , et qui
ne se manifestoient que par des signes équi-
voques, insuffisans à eux seuls pour fixer
sur leur véritable caractère. Cette variété de
formes et d'apparence sous lesquelles se présentent souvent des épidémies, quoique d'une
nature identique , faisoit dire à Sydenham,
qu'après en avoir connu quatre-vingt-dix-
neuf, il ne connoîtroit pas encore la cen-
tième. Lorsque ce genre de maladie vient
à exercer ses ravages, il est très-ordinaire
que les symptômes trompent d'abord sur leur
caractère, indiquent des méthodes de traite-

ment insignifiantes ou dangereuses; et l'on
voit alors les malheurs se multiplier, jusqu'à ce que des autopsies cadavériques, ou
un heureux hasard, viennent nous fixer sur
leur origine et leur cause essentielle. Les apparences extérieures, dans la pathologie, ne
peuvent donc éclairer notre marche avec
autant de précision que dans l'histoire naturelle. La pratique médicale seroit sans
doute bien chancelante et bien précaire,
si elle n'étoit dirigée que par ce guide in-
fidelle; et nous risquerions de commettre de
bien grandes erreurs, si, pour découvrir le
génie de nos affections, nous nous laissions
conduire uniquement par les phénomènes
sensibles. Pour acquérir une connoissance
exacte des maladies, nous devons soigneusement tenir compte des diverses causes
passées, dont l'effet est presque toujours de
les changer et de les dénaturer. Le tableau
des circonstances déjà distantes de nous, doit
constamment corriger l'inexactitude des symptômes.

Nous trouvons aussi un motif de la nécessité d'une différence dans les principes de
classification de l'histoire naturelle et de la
pathologie, dans la faculté dont jouit l'une
de ces sciences, de déterminer le nombre de
ses caractères, tandis que dans l'autre, la

fixation de leur nombre n'est point arbitraire, ne dépend pas de la volonté. Dans l'histoire naturelle, on peut s'arrêter à un très-petit nombre de caractères, on se circonscrit à volonté. Il n'y a point d'inconvénient à se fixer à ceux qui sont plus analogues aux vues qu'on a adoptées ; on est libre de se borner à ceux qui séparent avec précision une classe, un ordre, un genre, une espèce, d'une autre classe, d'un autre ordre, d'un autre genre, d'une autre espèce, sans avoir besoin d'aucun autre phénomène qui ne conduise pas à la désignation systématique. Cette faculté de l'imitation des caractères dans l'histoire naturelle, est exempte de toute entrave ; elle dépend de celle qu'on a eu de les déduire de chacune des parties de la structure. Cet attribut de cette science, est sans doute trop prononcé et trop général, pour qu'il soit nécessaire de le particulariser. Dans la pathologie, au contraire, il y a nécessairement plusieurs caractères dont la réunion doit servir de fondement de division ; on ne peut point en fixer le nombre arbitrairement et les réduire à volonté, parce que pour arriver jusqu'à la nature de la maladie, tous ses divers symptômes doivent être pris en considération, qu'on ne peut en négliger aucun. Aussi, l'étude de chaque espèce de symptômes a-t-elle été de tous les temps une des plus importantes. On en a fait plusieurs classes pour pouvoir plus facilement les reconnoître ; on les a ainsi distingués en symptômes essentiels, en symptômes de la maladie, en symptômes de la cause, en symptômes épigénomènes, et en quelques autres dont il devient superflu de faire l'énumération.

Il est une autre raison de la différence qu'on doit admettre dans les principes de classification de l'histoire naturelle et de la pathologie, dans la manière dont les caractères doivent être disposés dans ces deux sciences. Dans l'histoire naturelle, les parties de la structure qui ont été choisies pour caractères, n'ont pas entr'elles une liaison réelle, plus étroite qu'ils n'en ont avec toutes les autres. Ces caractères n'entretiennent point entr'eux ces rapports directs et cette dépendance intime, qui fassent de leur réunion un être distinct, un tout indivisible. Ils n'ont entr'eux d'autres points d'union, que ceux qu'on est convenu de leur donner pour arriver facilement aux vues qu'on s'est proposé. Le rapprochement qu'ils paroissent soutenir est purement arbitraire, et notre ouvrage. Les mêmes caractères combinés différemment pourroient servir de base à plusieurs systèmes, et le même système pourroit s'ac-

commóder de caractères différens. Dans la pathologie, au contraire, les caractères sont liés
par des rapports très-étroits; ils exercent l'un
sur l'autre une très-grande influence. Comme
ils sont l'effet d'un même principe, cette
origine commune établit entr'eux des points
de contact multipliés, et les fait se toucher par
plusieurs faces. À mesure que les symptômes
se font remarquer, le médecin ne s'arrête pas
à les considérer isolément; il met de l'accord
entr'eux; il doit en faire un tout particulier,
dont après ce rapprochement on recon-
noisse facilement le caractère et le principe.
La connoissance que nous en aurions, seroit
tout-à-fait insignifiante pour nous, s'ils ne
nous menoient, par leur réunion, à un état
pathologique distinct, à l'indication d'une
maladie individuelle; en outre, le choix de
ces caractères n'est pas ici à notre disposition
comme dans l'histoire naturelle; les phénomènes qui les fournissent étant le résultat
d'un principe funeste que l'on doit attaquer
avec autant de soin que ses effets, et qu'ils
doivent nous dévoiler. Ils ont tous une valeur
marquée, indépendante de notre participa-
tion; nous ne pouvons les déduire d'aucune
circonstance étrangère à la maladie. Les phénomènes par lesquels elle nous manifeste son
existence peuvent seuls les établir. L'espèce

d'opposition d'attributs que je viens de remarquer dans l'histoire naturelle et la pathologie, paroît bien évidemment une conséquence directe de l'objet spécial qui constitue ces deux sciences.

La diversité des voies par lesquelles l'histoire naturelle et la pathologie arrivent aux connoissances qui leur sont propres, nous arrête sur une autre preuve de la différence qui existe dans la nature de ces deux sciences. Dans l'histoire naturelle, l'observation est la seule voie par où on arrive à la connoissance des individus; elle est la seule lumière dont on se serve pour y déterminer les caractères des différentes divisions. Ce qui fait qu'on n'a pas besoin de se servir d'instrumens plus parfaits pour les découvrir, c'est qu'ils portent sur l'organisation et la structure, et qu'ils sont ainsi facilement perceptibles par nos organes. Dans la pathologie, au contraire, l'observation, quoiqu'elle doive y être bien plus souvent répétée, n'est pas la seule voie qui conduise aux élémens primitifs de la maladie; les expériences y sont encore employées. Ainsi, le médecin doit suivre attentivement les effets des médicamens, et les saisir dans leur totalité, pour découvrir le principe de leur action. Dans les cas obscurs, cette voie d'obtenir quelque lumière, lui est surtout indispensable ; il est dans l'obligation d'interroger la nature lorsqu'elle ne s'explique pas assez clairement pour qu'on puisse la reconnoître.

Nous sommes conduits à un autre motif de la nécessité d'une différence dans les principes qui doivent présider aux classifications de l'histoire naturelle et de la pathologie, par la différence des moyens d'investigation employés dans ces deux sciences. Dans l'histoire naturelle, on ne fait pas usage de l'analogie pour la détermination des caractères: comme on peut les déduire à volonté de telle ou telle partie de l'organisation, qu'on est libre dans son choix, on n'a pas besoin, lorsqu'on veut établir un système de classification, de comparer à quelque objet les parties qui les fournissent; et le système une fois établi, il s'agit uniquement, pour reconnoître les individualités, de déterminer leurs ressemblances avec les termes de comparaison qui y sont spécifiés; et d'après ce que nous avons vu plus haut, les rapports que l'on établit étant en entier notre ouvrage, on n'a pas non plus besoin de l'induction pour arriver aux propositions qui les expriment. Dans la pathologie, au contraire, on fait usage des ressorts les plus déliés de l'analogie la plus étendue; son secours est un des plus précieux pour nous diriger, parce que dans chaque cas particulier, pour approcher le plus près de sa nature, il faut le comparer avec des maladies qui se sont présentées autrefois avec des signes semblables; et, comme le dit Zimmerman, le médecin doit non - seulement reconnoître le vrai lorsqu'il lui saute aux yeux, mais il doit encore le chercher et l'apercevoir dans le lointain, à des marques fugitives et passagères. L'induction lui devient indispensable, parce qu'il est tenu de saisir nonseulement les phénomènes, mais encore de remonter jusqu'à la cause qui les a décidés; c'est elle qui le mène du connu à l'inconnu, du particulier au général, qui rapproche dans sa pensée le passé, le présent, l'avenir, et qui lui fait apercevoir les principes généraux dans les faits particuliers.

La différence des dispositions antérieures de l'esprit réclamées par l'histoire naturelle et la pathologie dans celui qui veut les cultiver, se réunit aux différences déjà énoncées, pour décider un autre motif de la nécessité de la distinction des principes qui doivent présider aux classifications de ces deux sciences. Pour se livrer à l'étude de l'histoire naturelle, on n'a pas besoin d'une connoissance théorique antérieure des objets qu'elle s'occupe à rechercher; comme les propriétés qu'on y étudie sont toutes relatives à des dispositions matérielles dont nos sens nous transmettent fidellement l'image, cette instruction scientifique n'y paroît pas importante. Pour avoir du succès dans ce travail, il ne faut qu'avoir la clef du système qu'on a adopté ; il suffit d'apercevoir les caractères convenus qui sont tous facilement perceptibles. Ce qui peut être le plus profitable, c'est l'intuition répétée des corps. Dans la pathologie, au contraire, l'intuition est insuffisante pour nous conduire au but de nos recherches. L'érudition est un autre auxiliaire dont le médecin doit se servir pour donner un succès complet à ses travaux; ce qui fait qu'elle lui est indispensable, c'est que les phénomènes qui sont l'objet de son étude, dépendent en grande partie des forces hyper-organiques, et que la connoissance des apparences extérieures sous lesquelles ils se produisent, n'est pas la seule qu'il doive acquérir. Une autre circonstance qui la rend surtout bien nécessaire, c'est la variation indéterminable que les maladies éprouvent souvent dans leurs effets sensibles, les modifications que les principes exigent presque toujours dans leur application aux cas particuliers. C'est l'érudition qui dirige le médecin, lorsque la nature quitte ses voies ordinaires, sans que nous puissions découvrir la cause de cet écart. Dans ces momens difficiles, en rendant présentes à son esprit les observations d'autrui, elle lui donne le moyen de découvrir s'il n'y trouveroit pas quelque lumière pour le cas actuel, en le mettant à même de les comparer ensemble; c'est elle encore qui lui signale les fausses routes qu'ont tenu ses prédécesseurs, et celles qui les ont conduit dans le sentier de la vérité, qui lui fait distinguer les erreurs des vrai-semblances; démêler ce qui est certain de ce qui est incertain; qui le familiarise avec les découvertes de tous les temps et de tous les lieux; qui lui fait connoître ce qu'il doit rejeter, examiner, adopter. Hippocrate disoit que le médecin devoit savoir ce qu'on avoit su avant lui, à moins qu'il ne voulût se tromper et tromper les autres. Cette différence des dispositions antérieures de l'esprit, réclamées par l'histoire naturelle et la pathologie, que j'ai présentée, paroît résulter d'une exacte analyse des opérations qui leur sont propres; elle paroît convenir au plus grand nombre des sujets de ces deux sciences; sa généralité rend ainsi inutile son développement dans quelques cas particuliers. Elle est sans doute aussi bien propre à fournir un des motifs qui nécessitent une différence dans les principes de leurs classifications.

Un principe et un motif de la distinction des méthodes profitables à l'histoire naturelle et à la pathologie, on peut le déduire également de la différence des facultés de l'entendement, particulièrement en exercice dans l'étude de chacune de ces sciences. Dans l'histoire naturelle, les facultés que l'esprit applique à l'étude, sont de l'ordre le moins relevé; il n'emploie que celles qui n'ont besoin pour agir que d'elles-mêmes, et qui ne demandent le concours d'aucune autre; l'occupation la plus importante est d'y recevoir des impressions faciles, et qui se présentent toutes seules à nos organes, sans que la réflexion contribue presque pour rien à leur perception. Comme le travail s'y réduit presqu'en entier à rassembler des faits dont le développement n'est point partiel et successif, mais qui sont revêtus au moment même où ils commencent à exister, de tous leurs traits caractéristiques, la mémoire est la principale faculté dont on doive disposer pour y réussir. La certitude que cette science obtient de l'organisation fixement arrêtée des objets qu'elle considère, circonscrit l'entendement dans l'exercice de ses opérations. Dans la pathologie, au contraire, la mémoire n'est point la faculté qui joue le premier rôle ; elle n'est qu'un appui très-secondaire, et qui ne sert qu'à fournir les matériaux. Les facultés les plus composées et du premier ordre, doivent ici déployer toute leur activité. L'état maladif ne se dessinant jamais au premier abord avec toutes les marques qui doivent ensuite le distinguer (1), le médecin ne trouve point dans les maladies, comme le naturaliste dans les sujets de son étude, cette invariable précision de caractères qui la lui font en entier reconnoître dès qu'il aperçoit quelqu'indice de leur existence ; au lieu du flambeau de la certitude qui conduit le naturaliste, il ne trouve à s'éclairer

_____

(1) Cette proposition ne paroîtra pas sans doute inexacte. Il est bien connu que beaucoup de maladies s'annoncent d'avance par des symptômes vagues, il est vrai, et encore indécis ; mais un examen attentif et répété a fait trop bien voir leur liaison avec des états consécutifs très-graves, pour qu'on ne doive pas les regarder comme les premiers élémens, comme le germe de ces maladies. Ces signes sont désignés, en Médecine, sous le nom de *terrentia morbi*. Plusieurs illustres médecins ont regardé la connoissance de ces prodromes comme une des plus importantes que nous puissions acquérir. Bien loin que ma proposition soit dénuée de

que de la lueur obscure des probabilités; le travail difficile vers lequel il applique ses efforts, c'est de découvrir dans les phénomènes qui ont précédé, ceux qui vont en être la suite et qui vont bientôt se manifester. Dans chaque maladie, il s'occupe à saisir, par une juste indication des analogies ou des différences avec des états précédemment observés, les degrés de probabilité de l'existence prochaine de certains phénomènes, consécutivement à ceux qu'il aperçoit. Toujours renfermé dans les plus sévères conséquences de ces probabilités les plus positives, sans les dépasser, ni rester en deçà de ce qu'elles indiquent, ses méditations fournissent une application journalière du calcul mathématique à des notions fugitives et variables qui deviennent

---

vérité, il est donc, au contraire, bien essentiel d'être fixé sur son exactitude ; une entière conviction de l'existence positive des signes qui annoncent le développement successif des maladies, peut seule donner au médecin cette attention scrupuleuse, qui le mette à même d'apprécier les présages incertains des affections les plus graves ; elle le met seule dans la situation de diriger contr'elles les ressources d'une heureuse prophilactique ; la découverte de chacun d'eux est nécessaire pour nous conduire à la médecine préservative, que *Baglivi* a tant recommandée.

entre ses mains l'instrument des plus importantes inductions, et d'où il déduit les
divers degrés de certitude de l'objet qu'il
étudie. Il entre dans ses obligations d'apprécier la valeur de ses traits, sans trop l'étendre
ni la trop circonscrire ; il doit connoître
ce qu'ils expriment lorsqu'ils se présentent
seuls et qu'ils marchent réunis. La lumière
toujours voilée des probabilités, voilà le seul
guide qui dirige le médecin dans la recherche des caractères des maladies. Semblable
au moraliste qui détermine le résultat d'une
situation convenue, d'après la connoissance
des effets des passions sur le plus grand
nombre des hommes ; et comme le politique
qui calcule d'avance les changemens divers
qu'amenera insensiblement dans les mœurs
d'un peuple une loi dont il connoît les élémens,
ou qui s'étudie à rapporter des événemens
importans à leur véritable cause ; le médecin,
par l'estimation rigoureuse des phénomènes
des maladies, et la juste comparaison de
chacun d'eux, s'élève à découvrir le mystère
des opérations ultérieures dont ils sont la
source et le principe (1). Lorsqu'il veut s'atta-

---

(1) J'aurai occasion d'entrer dans des détails plus cir-
constanciés sur cet objet, dans un mémoire particulier,
où je m'occuperai directement de déterminer le caractère

cher à la considération des phénomènes pathologiques qui sont d'un ordre si compliqué, on
voit que l'homme doit mettre en exercice ses
facultés les plus brillantes et les plus composées; ils seroient invinciblement restés livrés
à une incertitude éternelle, si l'entendement
ne fût venu leur appliquer toutes les forces
de son intelligence. Pour mieux justifier cette
différence, jetons un coup d'œil sur quelques-
uns des systèmes d'une des branches de l'histoire naturelle, et comparons-les aux systèmes
des nosologistes, quoique cette comparaison
ne soit pas bien exacte sous tous les rapports, parce que les caractères qui ont été
le plus généralement adoptés dans ces systèmes, n'étant pas ceux qui devroient régler
le meilleur plan de classification, ils n'ont
pas par cela même présenté des obstacles
aussi difficiles à vaincre, qu'on en rencon-
treroit pour saisir l'espèce de phénomène que
réclameroit ce système supérieur. Si nous
les mettons néanmoins en opposition avec
quelques-uns de ceux qui sont adoptés dans
l'histoire naturelle, on aperçoit bien vîte
que l'ordre des facultés de l'entendement,

---

de la philosophie, de la médecine, ou d'exposer les
opérations de l'entendement, nécessaires dans son étude,
et qui constituent immédiatement la pratique.

employé à opérer les combinaisons, est bien
différent dans chacune de ces sciences, que
le travail est bien autrement épineux dans
l'une que dans l'autre. Ainsi, dans la botanique, les hommes qui ont les premiers créé
des systèmes, ont trouvé dans l'extériorité des
parties auxquelles ils ont pu s'arrêter pour
la détermination des classes et des autres
divisions, les circonstances propres à faciliter
l'exécution de leurs desseins ; ils les ont
trouvées dans la perception facile qu'en pou-
voient faire leurs organes, et ils n'ont eu besoin
par cela même, pour réussir dans leurs travaux, que de faire usage des facultés de
l'entendement les moins relatives aux opérations compliquées du raisonnement. Dans le
système de Linné, par exemple, auquel je
m'arrête de préférence, parce qu'il est le plus
généralement usité, l'organisation et la structure de la plante une fois déterminées, le
choix de quelques-unes de ses parties, pour
fournir les différentes espèces de caractères,
étoit l'occupation majeure vers laquelle on
avoit à diriger son attention ; et une fois
choisies, leur arrangement divers fournissoit
tout le pivot sur lequel devoit rouler le procédé des divisions, soit des classes entr'elles,
des ordres de chaque classe et des genres de
chaque ordre. Après que cette structure et

cette organisation ont été connues, il a été
facile d'appuyer la division des classes sur
les étamines considérées comme parties
mâles, et les pistils considérés comme parties
femelles. La division des ordres, fondée sur
le nombre des pistils, ou sur la disposition
des semences, ou sur la figure du péricarpe,
ou sur le nombre et la proportion des parties
mâles et femelles comparées ensemble, ne
présentoit pas non plus des obstacles qui coû-
tassent beaucoup à surmonter. Il a été également facile de trouver des fondemens de
divisions pour les genres de chaque ordre,
dans les caractères constans que présentent
dans le plus grand nombre d'espèces, le calice,
la corolle, les étamines, les pistils, le péricarpe, le fruit, les semences et l'ovaire,
envisagés sous des rapports particuliers. Une
fois que l'anatomie de la plante a été déve-
loppée dans tous ses détails, ce n'a jamais
été une tâche bien laborieuse, que d'établir
les classes et les divisions secondaires. Le
botaniste qui a voulu élever un système, a
toujours eu un point d'appui régulier dans
la structure invariablement arrêtée de chacune de ses parties; elle lui a toujours fourni
un guide bien propre à le soutenir dans sa
marche. Pour établir des systèmes dans la
pathologie, et en tracer les différentes divi-

sions, le nosologiste doit bien partir des phénomènes offerts par l'homme malade, comme
le botaniste est parti de l'anatomie de la
plante; mais il y a une bien grande distance
entre les propriétés des phénomènes pathologiques qui se dérobent souvent aux impressions des sens, et auxquels nous n'arrivons
que par la voie du raisonnement, et celles
des parties des plantes qui servent de caractères, que nous avons vu jouir d'une faculté
de situation fixe, prononcée; et dès-lors les
combinaisons y sont bien plus difficiles à
établir; l'espèce de facultés intellectuelles,
nécessaire pour les saisir, doit y être d'un
ordre bien supérieur. *ainsi* Sans nous arrêter aux
systèmes de Sagar, de Vogel, de Vitet, et
des autres nosologistes, un seul exemple
faisant voir avec assez d'évidence l'exactitude
de notre proposition, lorsque Cullen a voulu
élever son système de nosologie, il a dû
posséder la connoissance entière des maladies
individuelles, pour pouvoir y découvrir les
rapports et les différences qui devoient servir
de base aux divisions des classes. Pour établir
les ordres de chaque classe, il a été tenu de
dévoiler les rapports plus intimes qui rap-
prochoient toutes celles qu'il y avoit comprises, et il a dû apercevoir dans les maladies de chaque ordre leurs points de con-

tact les plus immédiats, pour en former des genres. La nécessité de l'application de cet ensemble de connoissances si étendues, ressort avec évidence, pour peu qu'on s'arrête au but de la science ; l'on voit, par exemple, que sa première classe des pyrexies, où il a indiqué, pour les cent cinquante-neuf espèces qu'il y a comprises, les circonstances bien prononcées qui les séparent par des traits caractéristiques des espèces des autres classes, résulte des considérations les plus profondes sur tout le système pathologique. Les 42 genres qu'il a formés de ces 159 espèces, sont déduits des analogies et des différences plus particulières qui les distinguoient mutuellement. La réduction des 42 genres en 5 ordres est tracée sur quelques rapports, quoique plus éloignés, qui les unissent, et la classe si distante des espèces et des genres mentionne encore quelques circonstances, néanmoins peu essentielles, qui se remarquent dans les ordres. Cet exemple prouve d'une manière bien remarquable, combien le travail est plus étendu dans la pathologie que dans l'histoire naturelle, pour parvenir à élever des systèmes de classifications, par cela même que le nosologiste est parti de la connoissance des phénomènes des maladies, comme le botaniste de l'anatomie de la plante, on voit ressortir avec évidence la difficulté bien plus grande de parvenir à des systèmes de classification dans la première de ces sciences; car dans les plantes, les phénomènes de structure se ressemblent chez le plus grand nombre. Dans les maladies, au contraire, la combinaison des phénomènes qui les constituent et les distinguent, se différencie extrêmement dans chacune. Les variations de structure sont rares dans les plantes; dans la pathologie, au contraire, comme nous l'avons déjà remarqué, les anomalies dans la physionomie qu'elles affectent, sont très-communes; en outre, il faut bien plus d'application pour recueillir des observations dans la pathologie que dans l'histoire naturelle. Pour qu'on puisse être assuré de leur exactitude, elles doivent y être bien plus souvent répétées, elles doivent être faites dans un bien plus grand nombre de lieux. Les obstacles qu'on a à vaincre dans la pathologie pour créer des systèmes de classification, sont donc bien plus grands que ceux qu'on rencontre pour en former dans l'histoire naturelle; et l'espèce des facultés de l'entendement, principalement en exercice dans chacune, et qui y joue le premier rôle, est donc bien différente.

Il résulte encore un motif de la différence qui doit exister dans les principes de
classification , profitables à l'histoire naturelle et à la pathologie, de la diversité des
méthodes dont ces deux sciences peuvent
s'accommoder , pour découvrir les phénomènes qu'elles embrassent. On sait qu'il y
a deux espèces de fondement de distinction
pour tous les êtres de l'univers ; l'un est
pris de leur nature propre, l'autre de leurs
attributs externes. On reconnoît ainsi deux
espèces de caractères ; ce sont les caractères
artificiels et les caractères *naturels*. Le
caractère naturel est celui qui indique la
nature des choses ; le caractère artificiel est
celui qui n'indique que les attributs externes.
Ce sont ces caractères , ou les caractères
artificiels qui ont été généralement employés
dans l'histoire naturelle (1). Cette science s'oc-

---

(1) Mon assertion sembleroit contredite par ce qu'on
aperçoit depuis quelque temps dans la minéralogie et
la botanique , où l'on a cherché à introduire les méthodes naturelles, en établissant les analogies et les
différences d'après la nature des principes constituans
dans l'une, et d'après les propriétés constantes et essentielles dans l'autre. Il est vrai que plusieurs auteurs ont
proposé des méthodes calquées sur ces sources de division ; la minéralogie est devenue chimique, et l'on s'est

cupant spécialement à rechercher les phénomènes extérieurs, ces caractères artificiels
paroissent être en rapport avec la nature de

---

appliqué à saisir dans la botanique les caractères indi-
catifs des affinités respectives des plantes, sans vouloir
s'arrêter aux caractères ordinaires dont la valeur ,
uniquement de convention, ne peut nous dévoiler
pour aucune ses rapports intimes avec les autres. Il
pourroit se faire que ces méthodes naturelles fussent
supérieures aux méthodes artificielles, si elles étoient
complètes ; mais les lacunes multipliées qu'on y aperçoit tous les jours, les vides qu'on trouve sans cesse
à remplir dans leur cadre, les rendant encore très-dé-
fectueuses, ces imperfections empêchent qu'elles soient
usitées dans le plus grand nombre d'enseignemens, et
ce sont, au contraire, les méthodes artificielles qui y
sont de l'emploi le plus général. On s'y est arrêté de
préférence, parce que les caractères avec lesquels elles
conduisent à la connoissance nominale et préliminaire
des individus, sont faciles à reconnoître, et qu'on peut
plus facilement, après cette instruction, se livrer à
l'étude de leur nature intime, et les comparer entre
elles. Lorsqu'on analyse avec soin ma proposition, on
voit donc qu'elle reste exacte et vraie dans sa généralité, quoiqu'elle soit modifiée par quelques faits particuliers. Mais en avançant que les méthodes employées
généralement dans l'histoire naturelle sont artificielles ,
je paroîtrai peut-être mériter le reproche d'avoir détourné le véritable point de la question, pour pouvoir
déduire un contraste favorable à mes vues, du rappro-

son objet, et s'accommoder à son génie. Ils
suffisent généralement aux considérations
dont elle s'occupe; on a pu dès-lors, dans

---

chement des méthodes artificielles de cette science, de
celles profitables à la pathologie, qui ne peuvent pas
être de cette nature, et pouvoir puiser dans cette opposition un nouveau motif de différence, dont j'étois inté-
ressé à étendre le nombre. Il ne s'agissoit pas, pourroit-
on penser, d'examiner si les méthodes usitées dans l'histoire naturelle sont généralement artificielles, mais bien
de déterminer si ces méthodes artificielles sont celles qui
sont le plus avantageuses à cette science, ou si, au contraire, les méthodes naturelles ne lui seroient pas plus
utiles : et c'est des méthodes qui lui sont le plus profitables, comme de celles qui le sont à la pathologie, que
j'aurois dû partir pour donner à mon résultat une base
immuable, et le revêtir de tous les caractères de la précision. Mais cette objection ne fait rien contre le caractère de vérité dont elle est empreinte. J'ai dit que les
méthodes artificielles étoient généralement employées
dans l'histoire naturelle, quoique les méthodes naturelles fussent peut-être plus convenables, si elles étoient
complètes. Ce n'est point ici le lieu d'entrer dans aucun
examen à cet égard; mais les méthodes les plus parfaites
dans cette science, fussent-elles en effet, comme dans
la pathologie, celles qui s'éloigneroient le plus des méthodes artificielles, le motif de la nécessité d'une distinction dans ses systèmes de classification et ceux de la
pathologie que j'ai indiqué, ne seroit pas moins solidement établi par une circonstance particulière à chacune

son étude s'arrêter aux documens qu'ils
fournissent ; on a pu en faire choix, sans
avoir à craindre de s'être écarté du but où

---

d'elles ; si la différence des méthodes les plus profitables ne pouvoit l'appuyer, la faculté qu'a l'histoire
naturelle de s'approprier les méthodes artificielles,
quoiqu'elles puissent ne pas être les meilleures, tandis
que la Médecine ne peut en faire usage sans s'écarter
tout-à-fait de son but, fourniroit alors le principe de la
distinction, et sans doute que cette différence dans
l'étendue de leurs propriétés lui donneroit tout l'appui
dont elle peut avoir besoin. Quoiqu'il en puisse être de
l'exactitude d'une différence de classification qu'on
voudroit déduire des méthodes qui leur sont le plus
profitables, cette faculté dont jouit l'une d'employer
les méthodes artificielles, cette impuissance où est l'autre
d'en faire usage, paroissent toutefois elles seules établir
ma proposition d'une manière invincible. Ainsi, pour
mieux faire ressortir sa convenance par un fait particulier,
on peut élever un système de classification dans la minéralogie, quoique les principes constituans des substances
qu'elle embrasse ne soient pas déterminés. Les caractères
extérieurs peuvent suffire pour les divisions, parce que
les propriétés par lesquelles la substance minéralogique
nous intéresse, sont, pour le plus grand nombre, des
propriétés physiques, par conséquent perceptibles à nos
sens, et que, par rapport à leurs conséquences, même
les plus immédiates, il nous est souvent indifférent de
connoître ses élémens constitutifs. Par exemple, quoique
l'acide muriatique soit inconnu dans sa nature, nous

elle se propose d'arriver. Dans la pathologie, au contraire, les caractères pour
être vraiment utiles, doivent être complé-

---

n'en faisons pas moins un usage étendu de cette substance, nous n'obtenons pas moins d'utiles résultats de
son emploi ; l'ignorance où nous sommes de ses principes ne fait rien pour la pluralité et la perfection des
effets que nous en retirons dans les arts et dans la
Médecine, parce qu'il agit sur nous bien plus par les
qualités de l'individualité distincte, dont le caractérise
la réunion de ses principes constituans, qu'à raison
de ces mêmes principes considérés isolément dans leurs
forces particulières. Dans la pathologie, au contraire,
la nature du principe morbifique est très-importante à
connoître ; les symptômes extérieurs, qui sont aux maladies ce que les propriétés physiques sont aux corps,
ne sauroient suffire au médecin, comme nous l'avons
vu plus haut ; il doit absolument découvrir ceux qui
indiquent sa cause. Dans les maladies des virus, par
exemple, pour prescrire un traitement radical, non-
seulement on doit tenir compte des symptômes extérieurs sous lesquels elles se produisent, et attaquer
chacun de ces symptômes, par le genre de médicamens
qu'ils réclameroient s'ils existoient par eux-mêmes, et
qu'ils ne fussent subordonnés à aucune cause ; mais on
doit, par les signes anamnestiques, remonter au véritable germe ; et une fois qu'on l'a découvert, l'essentiel
est de l'attaquer par la méthode spécifique consacrée
par l'expérience, sans faire beaucoup d'attention aux
nombreux phénomènes qu'il aura développés, à moins

5

tement naturels, ce sont les seuls qui soient
en rapport avec le génie de la science. Les
caractères artificiels ne feroient qu'écarter
le médecin de la route qu'il doit parcourir.
Les caractères sur lesquels les nosologies sont
appuyées, ne sont point, il est vrai, généralement déduits des attributs naturels ; les
difficultés attachées à l'exécution de cet
ouvrage, se sont opposées à ce qu'on ait
pu encore le compléter dans tous ses points,
et peut-être ne parviendra-t-on jamais à le
réaliser que pour un petit nombre de maladies ; mais pour arriver au véritable but
de la science, les caractères naturels n'en
sont pas moins les seuls profitables, c'est
uniquement d'après la ressemblance de leur
nature, qu'une distribution des maladies
peut être dirigée pour présenter quelque
avantage, parce que si les caractères n'étoient

que les lésions consécutives ne soient très-graves. Après
les détails que je viens de présenter, la nécessité d'une
différence dans les systèmes de classification de l'histoire
naturelle et de la pathologie, que j'ai déduits dans ma
dissertation de la différence des méthodes dont elles
font usage, reste donc complétement confirmée, et un
examen plus étendu lui trouve le caractère de la justesse et de la précision, quoiqu'on eût pu l'en croire
dépourvue au premier abord.

pas naturels, le médecin ne pourroit jamais avoir une notion positive sur le principe générateur de la maladie, et qu'il ne seroit jamais fixé sans cette condition, sur les moyens curatifs qui doivent le combattre. Les maladies individuelles, lorsqu'on se propose de les saisir dans leurs caractères essentiels, et qu'on veut les réduire en un système de classification qui exprime le plus nettement leurs analogies et leurs différences, si leur nature n'est pas facilement reconnoissable, on la recherche dans les phénomènes qui en émanent; et la valeur des phénomènes eux-mêmes, on la détermine par leur ressemblance avec des phénomènes d'une valeur précédemment connue, qui devient un terme de comparaison; mais on ne s'arrête point là, on ne conclut point de suite des phénomènes de la maladie à sa cause; on s'aide d'autres connoissances pour corriger l'indécision et le vague où laissent encore ces notions incomplètes; on examine d'autres circonstances qui peuvent jeter quelque jour sur sa nature intime, en décidant des présomptions. Ainsi, on considère soigneusement l'action des causes antécédentes, tant internes qu'externes; on recherche avec soin si elles ne peuvent pas fournir quelque indice de la cause matérielle; par exemple,

dans une fièvre aiguë, le tempérament bilieux
du sujet, la violence des affections dont
son ame a été travaillée, donnent un nouveau
poids à des phénomènes qui indiqueroient
un principe bilieux, puisqu'elles seules
feroient soupçonner que la bile contribue
pour beaucoup à la production de cette
maladie ; mais ces causes produisant des
effets différens suivant les différentes dispositions du corps, et leurs effets, en outre,
restant souvent si cachés qu'on n'en peut
déduire aucun signe positif, on ne tire pas
néanmoins encore d'après elles, et sans aucune considération ultérieure, une conséquence immédiate sur la condition spéciale
de la cause matérielle, quoiqu'on ne doive
jamais les négliger. Pour approcher de plus
près de la nature, ou du moins applanir
les difficultés, on associe un autre moyen
d'épreuve aux conclusions qu'on a déduites
de l'aperçu des phénomènes sensibles et
des causes antécédentes. Dans toute connoissance humaine, les rapports que les
choses soutiennent entr'elles, et les différences
qui les séparent, fournissent le type d'après
lequel on juge leur nature. Les corps doivent
être combinés les uns avec les autres, pour
que nous puissions saisir leurs propriétés, et
leurs effets doivent être réunis et comparés,

afin d'acquérir une instruction positive sur leurs attributs respectifs. Le médecin, par un procédé semblable, se sert des relations que les maladies ont avec les remèdes précédemment employés pour les guérir, pour arriver jusqu'à leur nature. Comme le chimiste qui parvient à apercevoir la combinaison des corps par les degrés d'affinité qu'ils ont les uns avec les autres, le médecin a recours à un traitement connu et déterminé, dont certaines maladies ont retiré de l'avantage, pour découvrir leur analogie et leurs différences. Ainsi, dans une maladie inconnue dans sa nature intime, et dans laquelle, d'après les indications qu'on auroit pu saisir, on auroit fait usage des méthodes antiphlogistiques, si ce traitement a réussi, on infirme de sa convenance, que cette espèce de maladie a le caractère de la fièvre que nous connoissons sous la dénomination de fièvre inflammatoire ; et quoiqu'on ne doive pas toujours conclure la nature absolue des maladies d'après un semblable raisonnement, cette manière de juger, néanmoins, est conforme à toutes les lois de la certitude d'expérience. Un système de classification des maladies, pour être le meilleur possible, doit être établi sur la ressemblance de leur nature ; la similitude des indicans peut

être la seule base que l'on doive employer
pour établir les différentes divisions dans ce
système; on y arrive, à ces caractères essentiels et majeurs, par la marche que je viens
de tracer : en la suivant avec attention et
en ne s'en écartant jamais, on découvre les
phénomènes qui dévoilent, selon l'expérience
des meilleurs médecins, la méthode de traitement qui convient le mieux à chaque cas
particulier; on saisit les déterminations qui
indiquent leurs différences mutuelles ; on
pénètre jusqu'à cette espèce de symptômes
qui signalent la nature de la maladie. Si on
vouloit former des genres dans ce système,
il faudroit réunir des indicans d'une ressemblance égale, qui feroient connoître une
cause matérielle, distincte, ou qui, cette
cause restant inconnue, feroient toucher au
doigt un traitement fixe, avoué par l'expérience, et capable de détruire la maladie.
Dans la détermination de leurs caractères,
on devroit faire entrer la description de tout
ce qui a concouru à établir la cause matérielle; on seroit tenu d'y rapporter les
diverses fonctions lésées, l'état passé ou
présent des diverses parties visibles du corps,
la constitution des causes externes, les relations que les phénomènes observent, soit
entr'eux, soit avec les causes précédentes,

et avec toutes les autres circonstances de la
maladie. Il est nécessaire que tous les phénomènes y soient rappelés et réunis; une définition ne pourroit absolument remplacer
leur exposition complète, parce que chaque
signe, considéré séparément, ne fournit
pas une assez vive lumière pour distinguer
une maladie de toutes les autres, quant à
sa nature. Pour établir les ordres dans le
même système, on feroit choix de quelques
indicans moins relatifs à la cause matérielle;
la classe y seroit fixée sur des indicans moins
précis et moins nombreux encore, et ce seroit le différent aspect externe des phénomènes dans les affections dépendantes de la
même cause materielle, mais s'exerçant sur
des parties d'une structure différente, qui
constitueroit les espèces. Tels sont les principes d'après lesquels doit être établi un
système de nosologie pour être le meilleur
possible, pour pouvoir guider le médecin
dans les cas particuliers, et lui fournir des
lumières pour pouvoir s'appliquer efficace-
ment à la pratique. On voit que les caractères qui y sont employés sont tout-à-fait
différens des caractères artificiels dont on
se sert dans l'histoire naturelle; on peut dire
qu'ils sont vraiment naturels, puisqu'ils dénotent les traits invariables, toujours iden-

tiques de la maladie, et que les phénomènes
y sont distribués de manière que la notion
du traitement, celle de la cause matérielle,
et celle par conséquent de la nature de la
maladie en découlent évidemment. Il est
facile d'apercevoir toute l'utilité que nous
retirerions d'un système fondé sur ces principes ; j'ai remarqué de quel puissant secours
il seroit au médecin dans la pratique. Un
autre avantage dans ce système, c'est qu'une
maladie ne peut jamais, d'après les bases
des divisions, être rapportée tantôt à un
genre, tantôt à un autre, de sorte que prenant l'ensemble de chacune en particulier,
on ne trouve aucune autre espèce accom-
pagnée du même ensemble de phénomènes,
qui diffère par son essence et sa curation ;
en outre, les répétitions et les contusions
qu'on a de la peine à éviter dans les systèmes artificiels, n'ont pas lieu dans celui-ci,
où nous marchons toujours à côté de la
nature. L'esquisse que je viens de présenter
d'un système naturel, fait connoître le plan
sur lequel devroit être conçu ce grand ouvrage, et le point d'où l'on devroit partir
pour en former les divisions ; mais quoiqu'on puisse en exposer les principes, peut-
être ne parviendra-t-on jamais à le réaliser
que pour un petit nombre de maladies, et

ne le possédera-t-on jamais complet et universel. On s'arrête presqu'invinciblement à
cette pensée, lorsqu'on mesure l'étendue des
matériaux sur lesquels doit s'appuyer ce
monument important, et qu'on considère
les obstacles qui s'opposent à son exécution.
Pour être en état d'assigner sa place à chaque
maladie dans un système de nosologie naturel,
il faudroit avoir une connoissance intime de
tous les rapports sous lesquels elles se ressemblent, se touchent, se confondent; celle
de tous les êtres capables de nous influencer
défavorablement, et de toutes les conditions
de notre corps, capables de modifier cette
influence; il faudroit avoir acquis des notions
préalables complètes sur la nature du traitement qui leur convient; il faudroit être en
état d'apprécier la valeur des observations et
des expériences d'autrui, de démêler les
erreurs des vérités; et ces diverses connoissances sont si compliquées, si difficiles à acquérir, qu'il faudra encore des siècles et la
réunion des hommes les plus éclairés, avant
qu'un ouvrage aussi étendu soit exécuté dans
toutes ses parties, si jamais on réussit à le
parfaire (1). Parmi les médecins qui ont di-

_____

(1) Après les développemens dans lesquels je viens
d'entrer, on voit que pour jeter les bases du système

rigé leurs travaux vers la nosologie, Selle, dont
les préceptes m'ont le plus servi pour l'exposition que j'ai tracée de la méthode naturelle,
est un de ceux qui en ont le mieux développé l'importance ; il est le seul encore qui
ait donné le plan d'un système naturel complet des maladies ; il a même jeté les premiers
fondemens de l'édifice, en déterminant la
nombreuse classe des fièvres, d'après les bases

---

de classification le plus utile pour la pratique, on doit
calquer les distributions sur des fondemens de distinction
qui nous dévoilent l'enchaînement naturel des maladies
qui en sont l'objet. Si nous avions pu saisir les affinités intimes de toutes celles qui affligent l'espèce
humaine, nous aurions un système naturel complet, et
ce système pourroit être regardé comme le prototype
de la perfection médicale ; mais il faudra des siècles,
comme je l'ai dit, avant qu'il soit achevé dans toutes
ses parties. Cependant, malgré ces difficultés, le système naturel est le but où les médecins doivent toujours
viser, leurs découvertes doivent toutes aboutir à ce
point important ; et quoique le résultat des recherches
d'un individu doive être peu de chose pour ce grand
ouvrage, chacun néanmoins doit tâcher de l'agrandir
et de l'étendre, et continuer l'édifice sur un plus grand
nombre d'espèces ; les médecins surtout, qui ont particulièrement dirigé leurs travaux vers les premiers principes de ces systèmes, ne doivent jamais laisser se ra-
lentir leurs efforts.

de son système ; et il a sans doute fait beaucoup pour sa gloire, en en mettant les règles
à exécution dans cette partie si difficile de la
science. D'après le caractère particulier des
conditions nécessaires à un bon système de
nosologie, que j'ai mises en parallèle avec
celles qui sont particulières à l'histoire naturelle, on voit sans doute que la diversité de
leurs méthodes, que j'ai indiquée au commencement de cet article, est établie d'une
manière décisive ; et dès-lors paroît aussi en
résulter bien légitimement ce principe d'une
classification différente, qui est toujours le
corollaire auquel nous cherchons à arriver
dans nos preuves.

Un nouveau motif de la différence qu'on
doit établir dans les classifications de l'histoire naturelle et de la pathologie, on le
remarque aussi bien significatif dans la différence de mécanisme que ces deux sciences
suivent dans leurs procédés. Dans l'histoire
naturelle, de quelque partie que soit tiré le
caractère de la classe et des autres subdi-
visions, en redescendant l'échelle des êtres
qu'elle renferme depuis la classe jusqu'aux
espèces et aux variétés, on arrive facilement
à l'individu que l'on recherche ; l'homme
le plus étranger à la science peut, à l'aide
de cette méthode, facilement le découvrir.

Des notions antérieures de l'individu ne lui sont pas nécessaires pour éclairer sa marche; le mécanisme de la méthode tout seul le dirige avec la précision convenable. Dans la pathologie, au contraire, la connoissance des maladies individuelles doit précéder, pour qu'on soit en état d'élever un système de classification, et pour qu'on puisse apprécier les avantages ou les défauts de tout autre système relatif à cette science. Dans aucun système de classification, on ne pourroit bien saisir les caractères d'une maladie individuelle, en redescendant des classes aux genres et des genres aux espèces, comme on le fait dans l'histoire naturelle. Pour mieux établir la différence que je viens d'indiquer, prenons un exemple dans chacune de ces sciences. La zoologie nous représentera les autres branches de l'histoire naturelle. Ainsi, pour reconnoître un individu de la classe des insectes de cette science, d'après les divisions de Cuvier, il sera facile de décider qu'il lui appartient, si son corps est partagé par des espèces d'étranglement; s'il manque de parties dures à l'intérieur; s'il est dépourvu d'un cœur musculaire, et s'il présente quelques autres caractères faciles à apercevoir, dont il est fait mention dans les ouvrages qui traitent de cette partie de l'histoire naturelle ; s'il est crustacé et qu'il soit pourvu de plusieurs paires de mâchoires, il fera partie du premier ordre de cette classe ; on reconnoîtra qu'il est compris dans le premier genre de cet ordre, si sa tête et une grande partie de son corps, ou le corps tout entier est recouvert par un grand bouclier crustacé d'une ou de deux pièces ; on découvrira enfin, dans cet individu, le *monoculus-polyphemus* de Linné, le *limule - géant*, si la partie antérieure de son corps est en demi-lune, et qu'on rapproche cette circonstance de tous les autres caractères qu'il manifeste. En s'attachant aux règles méthodiques du système, on parvient sans erreur à caractériser l'individu ; on n'a point à craindre de se tromper, c'est le même procédé à suivre dans les autres branches de l'histoire naturelle, lorsqu'on veut y spécifier les individus. Dans la pathologie, au contraire, les moyens dont nous pouvons disposer pour arriver à la connoissance des principes des maladies, sont presque toujours inexacts et dépourvus de certitude. Nous n'avons presque jamais la même facilité pour les découvrir. Il arrive quelquefois encore qu'elles sont tout-à-fait privées des signes qui pourroient nous les indiquer, et l'on voit alors les observateurs, même les plus sagaces, ne pouvoir rien démêler dans la profondá obscurité qui les entoure. Pour mettre dans tout son jour l'exactitude de notre proposition, et lui donner tout l'appui dont elle peut avoir besoin, prenons un exemple remarquable dans les fastes de la médecine, et où tous les écueils qu'elle nous oppose se trouvent réunis. Tous les médecins connoissent l'histoire de la maladie de l'amiral *Wassenaer*, donnée par *Boerhaave*, qui avoit été appelé pour le traiter, et que *Zimmerman* a rapportée dans son traité de l'expérience. Le voile impénétrable sous lequel cette maladie étoit déguisée, l'absence de tout signe qui pût faire soupçonner sa nature, l'impuissance complète où étoit l'art d'indiquer un traitement fondé sur des bases positives ; ces circonstances épineuses rassemblées dans l'exemple que je vais présenter, sont bien propres à faire ressortir les difficultés insurmontables que la médecine rencontre souvent dans les sujets de son étude : elles sont bien propres à confirmer l'exactitude du nouveau motif de différence que j'ai indiqué entre l'histoire naturelle et la pathologie. Dans cette maladie dont il seroit superflu de donner ici une relation détaillée, qui reconnoissoit pour première cause une rupture

de l'œsophage par où les boissons , sans
descendre dans leur réceptacle ordinaire ,
passoient dans la poitrine , et qui ne fut
découverte après la mort que par l'ouverture
du cadavre , sans avoir pu être saisie par
aucun signe pendant la maladie ; dans cet
état extraordinaire, où on n'observoit de phénomènes apparens qu'une très-forte douleur,
quel moyen possédoit le médecin de reconnoître le principe et la cause dont elle
dépendoit ! Il n'y avoit pas le moindre signe
d'inflammation ; on ne pouvoit imaginer
aucune enflure capable de causer des symptômes aussi cruels et venus aussi subitement;
les circonstances antérieures ne fournis-
soient non plus aucune raison de présumer
une telle enflure ; toutes les vertèbres étoient
dans leur place et leur situation naturelle ;
un déplacement dans les parties molles de
la poitrine n'eût pas été capable de produire d'aussi cruels tourmens. Il n'existoit
pas de poison dont les effets pussent se
rapporter aux circonstances dont on étoit
le témoin. De toutes les causes connues de
la douleur , il n'y en avoit aucune à laquelle
il fut possible de rapporter les tourmens du
malade ; de toutes les maladies connues, il
ne s'en trouvoit aucune qui , par quelque
ressemblance, pouvoit jeter du jour sur la

maladie de l'amiral, aucun phénomène ne pouvoit servir d'indice ; une grande douleur survenue subitement, voilà ce qu'on voyoit seulement de certain. Je le demande, Boerhaave avoit-il quelque moyen de découvrir à quelle espèce il devoit rapporter cette maladie si singulière ? quel est le terme de comparaison qui pouvoit lever ses incertitudes et le fixer ? Et si un médecin venoit à rencontrer des cas également obscurs , des cas analogues , par le mystère dont leur cause seroit enveloppée , pourroit-il arriver , je ne dis pas à l'indication d'un traitement efficace , mais à la donnée la moins positive, qui pût le conduire à la détermination de leur véritable caractère ? Les deux exemples remarquables que je viens de présenter , des routes bien distinctes que l'histoire naturelle et la pathologie suivent dans leur marche , font sans doute voir avec évidence par leur opposition , combien le mécanisme des procédés est différent dans les deux sciences. Cette différence est sans doute bien positive ; la conséquence de la nécessité d'une différence dans leurs principes de classification que j'en ai déduite, reçoit dèslors aussi une bien puissante confirmation.

Nous avons tracé un grand nombre de points de différences propres à distinguer l'histoire naturelle et la pathologie, et qui paroissent prouver la nécessité d'une opposition dans les principes de classification admissibles dans ces deux sciences. Il en est une autre dont nous n'avons point parlé, qui les sépare aussi d'une manière bien remarquable, qu'on trouve dans la différence de l'étendue et de l'importance · des résultats auxquels elles arrivent. Nous l'avons précédemment établi, le naturaliste a pour objet spécial la connoissance des particularités sensibles des corps. Ce sont les propriétés extérieures de chacun d'eux qu'il s'attache à découvrir ; il ne porte point ses vues dans l'avenir ; ou, s'il indique des effets qui ne sont point encore développés, les caractères qui lui en signalent la prochaine existence, réunissent toutes les conditions de précision et de clarté nécessaires pour le diriger. Il est circonscrit aux phénomènes extérieurs par la nature même de la science qu'il étudie ; et il s'élève à sa partie la plus brillante, lorsqu'il s'applique à déterminer les rapports des êtres entr'eux, et qu'il s'efforce ainsi d'approcher du plan sur lequel la nature a opéré dans la création. Ce travail est beau sans doute, et celui qui fournit la carrière avec succès, a lieu d'être satisfait de l'étendue de son intelligence, et des moyens qu'il a ainsi d'être utile à la patrie et à ses semblables ; mais les recherches du médecin sont bien autrement brillantes, leur sphère est bien autrement étendue, la découverte qu'il poursuit est bien plus grande, et elle exige bien plus d'efforts pour se laisser saisir. Le médecin n'est point borné dans ses fonctions à la tâche déjà bien épineuse de reconnoître les circonstances de l'état présent. Il ne lui suffit pas de développer ses causes et son origine ; pour parvenir à sa véritable destination, il doit avoir encore cette connoissance intime des maladies, qui le conduise à des conséquences qui sont séparées par un grand intervalle de nos perceptions actuelles ; l'avenir devient ~~duddte~~ le sujet de ses contemplations : il faut qu'il mette en sa présence des circonstances nombreuses et variées, lors même qu'elles sont bien loin de lui, et que suppléant la distance des temps et des lieux, il fasse communiquer son esprit avec des objets qui ne communiquent pas avec ses sens. Il se transporte aux temps qui ne sont pas encore, pour prédire des phénomènes dont on ne soupçonne point la formation. La prochaine évolution d'êtres à peine ébauchés, il l'apprécie dans des caractères fugitifs et mobiles. Des changemens dont on n'aperçoit point de vestiges, sont

signalés par son coup d'œil analytique et
pénétrant ; il est sans cesse occupé à arracher
à la Nature le secret des créations qu'elle
médite. Cette application nouvelle et si
féconde de la science des probabilités à
des phénomènes incertains où la séméïo-
tique du prognostic démêle le principe des
plus étonnantes transformations ; l'exercice
journalier de cet art admirable qui sait dé‑
couvrir de précieux documens dans chaque
circonstance des cas particuliers, au milieu
même des plus tumultueuses anomalies ;
cette résolution non interrompue de pro-
blèmes toujours variés, dont les élémens
sont si déguisés et si obscurs, donnent
sans doute aux résultats du travail du
médecin une importance et une étendue
bien supérieures à ceux du naturaliste (1).

----

(1) Si c'étoit ici le lieu d'en parler avec détail, nous
remarquerions une autre source des différences des résultats du médecin et du naturaliste, dans les rapports
de l'homme physique avec la législation dont on reconnoît aujourd'hui que les propriétés doivent fournir la
première base. Les modifications *idéologiques et affectives* des phénomènes moraux de l'homme, qui constituent tout le fond des relations sociales, ont pour
principe les forces agissantes du physique ; ils ne sont

Cette différence de l'importance de leurs
résultats, établie au commencement de cet

---

que des effets différens de la même puissance ; ils n'en
sont qu'une autre face. Plusieurs illustres écrivains ont
signalé cette subordination de la législation à la connoissance des facultés et des fonctions du physique de
l'homme ; les appétits primitifs, les inclinations natives,
et les autres transformations de la volonté qu'elle s'occupe à régler pour le maintien de l'ordre social et le
bien-être des individus, ils ont cru devoir les placer
sous la dépendance des forces de l'organisation ; ils
ont également pensé que ses moyens d'action, ou que
les lois devoient être complétement analogues au caractère de ces impulsions naturelles, pour qu'elles pussent
parvenir au but qu'elles se proposent. Comme en toutes
choses les moyens doivent être en rapport avec la fin,
on peut peut-être établir qu'elle approchera d'autant
plus de la perfection dans ses actes fondamentaux, qu'elle
aura mieux découvert la nature de ces impulsions et les
autres propriétés de notre organisme. C'est une étude
bien attrayante, que cette recherche des divers modes
d'influence exercée par le physique dans les divers
climats, sur les appétits et les autres déterminations
de la volonté de l'homme, qui fournissent ensuite
aux gouvernemens les fondemens de leurs constitutions. Il appelle une application bien entière de
toutes nos facultés, ce grand travail. Il fut toujours
l'occupation principale des hommes les plus éclairés,
des cœurs les plus généreux. Lorsqu'il s'applique
à un sujet aussi important, l'effort de la médi-

article, et la conséquence que j'en ai tiré, doivent paroître suffisamment justifiées. Il

---

tation maintient nos sentimens à une bien grande hauteur ; il est bien propre à remplir notre ame toute entière : le médecin est aussi dans l'obligation de les acquérir, ces notions transcendantes. A l'exemple d'Hippocrate, qui fut un des hommes qui connut le mieux ce qu'il y a d'universel dans la Nature, et qui en a le mieux apprécié les variations, il doit s'occuper avec zèle de leurs recherches, qui le mèneront à une connoissance plus étendue de toutes les causes des maladies. Ce qui les rend surtout précieuses, c'est qu'elles viennent aboutir en dernier résultat aux affections individuelles, quoique primitivement on ait cru peut-être devoir les en regarder comme distantes. Puissions-nous un jour pouvoir présenter l'exposition de ces principes fondamentaux, que leur dépendance de la médecine et leurs rapports immédiats avec la pratique nous feront toujours un devoir d'étudier avec ardeur ! On s'est souvent appliqué à déterminer les modifications que les climats et quelques autres circonstances à l'action desquelles l'homme est soumis dans les diverses portions du globe, introduisent dans ses affections physiques et morales ; on a noté des variations qu'ils doivent par suite décider dans les lois des différens peuples. Il existe cependant une unité fondamentale, commune à toutes les races, à tous les hommes ; il existe un prototype fixe et invariable, auquel on pourroit ramener les affections et les appétits humains, sous tous les climats et sous toutes les conditions. On est conduit à cette opinion par l'ana-

seroit sans doute aussi superflu que dans
l'article précédent, d'en suivre la preuve dans

---

logie parfaite qui se remarque dans tous les lieux , dans
leurs inclinations et leurs facultés essentielles. Les impulsions affectives , toujours agissantes et inséparables de
l'existence, paroissent être comme la structure matérielle
dans les animaux , qui , sous des climats même différens ,
ne varie jamais dans les mêmes espèces pour les organes
essentiels , quoique les parties peu importantes puissent
s'éloigner de leurs formes premières. Chacun devroit employer toutes ses facultés à le préciser , ce germe fondamental de toutes les impulsions consécutives de l'homme,
ce type des déterminations de la volonté du genre humain ; on devroit faire toute sorte d'efforts pour l'éla-
guer des variations accidentelles. S'il étoit une fois
avoué et reconnu , on peut croire qu'il dirigeroit les
actes des législateurs des peuples , en ayant soin de le
modifier suivant les différences particulières qui distinguent chacun d'eux ; et s'il étoit bien rigoureusement
déterminé , ce prototype qui deviendroit la boussole des
conseils des nations , pourroit peut-être réaliser un jour
le vœu philantropique de l'abbé de St.-Pierre , cimenter
parmi les peuples une amitié éternelle , en les soumettant
à un code de lois identique dans ses points fondamentaux. Lorsqu'on voudra se livrer à l'exécution de
ce grand ouvrage, on aperçoit que toutes nos connoissances devront être appelées à le fortifier de leur
appui. Parmi les sciences qui viendroient offrir des
matériaux pour ce travail aux hommes précieux qui y
consacreroient leurs veilles , la médecine doit sans doute

des exemples particuliers ; une mémoration
succincte des attributs de l'histoire naturelle

compter pour une de celles qui leur en fourniroit de
plus directs ; le médecin est aussi, sans doute, un des
hommes qui doit en faire habituellement le sujet de
ses méditations et de ses pensées. S'il nous étoit permis,
par anticipation, de nous arrêter ici sur les conséquences que la philosophie trouveroit à déduire de ses
recherches sur le type des affections fondamentales du
genre humain ; si nous devions indiquer les ressources
qu'elle présenteroit à la législation, comme celles qui
découlent immédiatement de l'organisation de l'homme,
et comme devant être ainsi ses moyens d'action les
plus naturels, et ceux qui peuvent le plus directement
le conduire au bonheur, elles seroient peut-être bien
étranges ces ressources et ces conséquences. En com-
parant l'espèce humaine aux autres espèces animées et
vivantes, sous le rapport des instrumens du bien-être
organique, base de tous les autres dont elles sont
pourvues, peut-être en viendrions-nous à établir que
l'homme, malgré l'élévation où le place sa raison, est
le moins favorisé des animaux du côté de ces instrumens de félicité organique, et que c'est cette raison
même dont il s'enorgueillit, qui est la cause de cette
inégalité de puissance. Ce qui pourroit nous conduire
à ce principe, c'est que l'exercice des fonctions organiques fournit d'un commun accord la source la plus
essentielle du sentiment de bien-être, tandis que le
travail des fonctions intellectuelles, et la perception des
sentimens affectifs qu'elles modifient par leurs opérations,

et de la pathologie, suffisant pour faire voir
qu'elle est conforme aux notions les plus
immédiates qu'elles nous fournissent.

---

sont au contraire pour l'homme la source de souffrances
habituelles qui acquièrent un empire plus funeste encore
dans la société. Si c'étoit aussi le lieu d'en dire quelque
chose, peut-être trouverions-nous également que Jean-
Jacques Rousseau ne s'est point écarté des résultats de
l'analyse et de l'observation, quand il a regardé les
progrès des sciences et des arts comme une cause du
malheur des individus et des nations. Lorsque Palissot,
dans sa *Comédie des Philosophes*, introduit Crispin
ur la scène, marchant à quatre pattes et mangeant
une laitue, peut-être encore, sous ce singulier person-
nage, avoit-il placé l'homme dans la situation où il
seroit le plus heureux, si, en le défigurant dans ses
formes, il avoit pu le rapprocher des autres animaux
par l'identité des affections internes et des opérations de
l'intelligence ; et quoique les circonstances de sa structure
osseuse et musculaire n'aient pas autorisé cette situation
horizontale d'après les documens de l'anatomie compa-
rée, et que d'après l'organisation des organes digestifs, le
végétal ne soit pas le seul aliment dont il doive se nourrir ;
en ne faisant attention qu'aux maximes qu'il vouloit livrer
au ridicule dans l'allégorie de ce travestissement forcé,
peut-être cet écrivain ne pouvoit-il pas en choisir une qui
fit mieux ressortir leur exactitude et leur importance.
Dans ses vœux pour les hommes, peut-être que la philosophie auroit invoqué pour leur bonheur des affections
internes et des facultés intellectuelles semblables à celles

'A présent que nous avons considéré les
propriétés caractéristiques de l'histoire naturelle et de la pathologie, que nous nous

---

des autres animaux; mais quoiqu'il en soit des rapports
qui lient le bien-être avec une structure plus ressem-
blante à celle de l'animalité universelle, d'après les conditions de notre existence actuelle, il deviendroit à présent superflu de porter nos regards sur un état où nous
serions plus heureux peut-être, mais dont nous sommes
éloignés par notre organisation, étant surtout impossible
dans l'état actuel de la civilisation, d'amener chez un
peuple la réduction du développement des facultés affectives et intellectuelles, quand bien même on la recon-
noîtroit pour le plus sûr instrument de félicité; et c'est
de l'état actuel de l'homme dont nous sommes uniquement intéressés à nous occuper. Nous devons particulièrement nous attacher à bien découvrir ses appétits et ses
facultés naturelles, qui peuvent seules nous indiquer sa
véritable destination, faire tous nos efforts pour fixer
les moyens d'application qui soient les plus propres à
satisfaire aux besoins de ces impulsions instinctives.
Nous avons rappelé plus haut à quels travaux la philosophie avoit à se livrer pour poser les bases d'une situation heureuse, permanente pour l'homme; nous avons
dit que l'appui de toutes les connoissances humaines
devroit être réclamé dans cette grande entreprise. Elle
parviendra à les trouver, ces bases, en perfectionnant
les sciences, dont on ne nous accusera pas sans doute
de vouloir déprécier l'importance, d'après l'indication
de la cause qui paroît nous rendre organiquement moins

sommes arrêtés à ce qu'elles avoient chacune
de particulier, et que nous avons comparé
entr'eux leurs attributs respectifs, voulant

---

heureux que les animaux; elle les trouvera, en étendant
leurs applications, en faisant faire de plus grands progrès aux arts, en en créant de nouveaux, en simplifiant
leurs procédés. On peut regarder les diverses instructions
dont la philosophie a besoin pour parvenir à ce grand
ouvrage, comme aboutissant en dernier résultat à la
connoissance des parties de l'organisme qui reçoivent
particulièrement les sensations, et de celles de leurs
conditions, d'où résulte la perfection de ces mêmes
sensations; à celle des corps externes et des impressions
internes qui décident ces sensations; et à la détermination des sentimens dont nous sommes affectés par ces
sensations et ces impressions. Les sciences et les arts lui
découvriront les corps dont elle doit se servir pour agir sur
l'organisme de la manière la plus utile et la plus favorable;
et leurs résultats, les plus immédiatement applicables à
nos divers ordres de besoins, vus dans toute leur étendue,
perfectionneront particulièrement les différentes branches
de l'économie politique. La physiologie en général, mais
dirigée particulièrement vers l'étude des propriétés du
système sensitif et des variations de ses lois, lui rendra
surtout des services essentiels, en lui dévoilant les conditions de l'organisme qui constituent le vrai principe du
bien-être. L'hygiène lui fera connoître les affections qui
résultent dans l'organisme de chaque individu, déterminé par la physiologie, de l'action des instrumens fournis
par les sciences et les arts; elle suivra leurs effets dans

tirer un résultat de cet examen, ne la trou-
vera-t-on pas suffisamment justifiée, cette
assertion dernière qui établit que les méthodes

les premières associations des hommes ; elle les lui signa-
lera jusques dans la tortueuse complication du corps
social. L'hygiène, étendue aux phénomènes organiques,
idéologiques et affectifs, embrassant les sentimens dont
nous sommes affectés, soit par les impressions reçues
par chacun de nos sens, soit par celles qui agissent sur
l'ensemble du système nerveux, ainsi que les causes diverses qui les font naître, offrira de bien grands secours
à la philosophie pour son travail ; elle la mettra en posi-
tion d'en fournir de bien puissans elle-même à la législation : ses services seront immenses quand elle com-
prendra dans son domaine tous les genres d'impressions
qui modifient notre être. Avant d'achever cette note, je
préviens une réflexion à laquelle on pourroit prématu-
rément se livrer. On pourroit croire que l'indication de
ces impulsions primitives de l'homme, où l'on doit
puiser la base des institutions, que je viens de présenter,
est dénuée de toute liaison avec mon principal objet ;
mais quand on examine la chose de près, on voit qu'elle
vient directement s'y rattacher, puisque c'est dans ces
belles branches de la Médecine qui déterminent le
principe organique du bien-être, et qui recherchent le
mode des affections éprouvées par l'homme à la suite
des impressions internes et externes, qu'on découvre
les premiers élémens de ces bases ; et je devois nécessairement parler de leur influence, parce qu'elle me fournit
une distinction entre l'histoire naturelle et la pathologie.

de classification doivent différer dans ces deux sciences ! Il me paroît que les nombreuses différences que j'ai indiquées entre l'histoire naturelle et la pathologie, y conduisent d'une manière décisive. Tout ce qui peut servir à caractériser deux êtres, paroît se réunir pour attester la différence positive de ces classifications. Si je ne suis pas tout-à-fait inhabile à saisir les conséquences, cette différence est bien le plus immédiat résultat des faits. Il est donc démontré que les méthodes de classification des maladies doivent être distinctes de celles qui sont employées dans l'étude de l'histoire naturelle ; et ce seroit évidemment rapprocher et réunir des choses parfaitement séparées, que de faire servir indifféremment les méthodes des naturalistes à l'étude des maladies ; ce seroit décider une confusion bien dangereuse. Comme l'a exprimé ailleurs en des termes analogues, le savant Dumas, professeur à l'école de médecine de Montpellier (1), dans une bonne méthode de clas-

_____

.(1) L'école de Montpellier paroît avec distinction au milieu des universités célèbres qui ont fait faire des progrès rapides à la métaphysique médicale depuis la régénération des sciences. Cette école fameuse a toujours

sification ; les divisions doivent être liées aux idées qu'elles réveillent par les mêmes rapports qui lient les idées aux sensations et les sensations aux objets. Ce seroit en entier s'écarter de ce but, que d'introduire dans la nosologie les classifications de l'histoire naturelle.

Nous venons de présenter le résultat définitif de l'examen dans lequel nous nous sommes engagés ; nous avons fait nos efforts pour l'entourer de toutes les preuves qui peuvent servir à le justifier ; et si nous ne nous abusons pas, les différences multipliées que nous avons mentionnées entre l'histoire naturelle et la pathologie, viennent toutes le soutenir, lui imprimer les caractères de la précision. Cependant quelques points qu'on trouveroit incomplétement éclaircis, sembleroient peut-être devoir encore arrêter l'esprit sur quelques doutes. On pourroit penser que notre assertion n'est pas tout-à-fait rigoureuse dans sa grande généralité, et que quelques objections la modifient.

_____

su se préserver des prestiges des fausses théories, de la séduction des hypothèses dénuées d'un appui légitime, des pratiques enfantées par les écarts de l'imagination ; les systèmes erronés sont venus constamment échouer contre

Pour ôter toute équivoque sur son exactitude, portons un instant notre attention sur quelques difficultés qui pourroient paroître la combattre.

En admettant que les principes des méthodes de classification dans la pathologie, sont différens, d'après la nature réelle de cette science, de ceux dont l'histoire naturelle se sert dans les siennes, on seroit peut-être tenté de croire que ses méthodes peuvent du moins sans inconvénient se combiner avec celles de l'histoire naturelle, qu'elles peuvent participer de leurs caractères sans avoir à craindre de se détourner du but où

la solidité de sa doctrine et la sagesse de son enseignement ; ni l'attrait de l'exemple, ni l'ascendant de l'autorité, ni aucune espèce de domination, n'ont pu la détourner de la route de la vérité. Dans la science auguste dont elle dévoile les mystères, elle s'est toujours garantie de l'introduction forcée de ces sciences physiques avec lesquelles on lui a souvent fait contracter une liaison trop intime que la Nature désavouoit ; et lorsqu'elle a donné son assentiment à quelques applications, elles ont toutes été utiles, elles ont été le résultat de la plus précise observation, de l'expérience la plus décisive. Le professeur Dumas dont, une fois qu'on a eu le bonheur de l'entendre, on ne peut rappeler sans enthousiasme les savantes leçons, d'où on a toujours dû emporter le germe de la plus féconde instruction, a concouru d'une

elles doivent arriver. On pourroit penser, par exemple , que ces méthodes dans lesquelles on a rapproché les différentes espèces d'animaux, et comparé l'homme à chacune d'elles, pour mieux en connoître la structure et les fonctions, qui ont enrichi la physiologie de plusieurs découvertes précieuses , et fixé l'incertitude sur un grand nombre d'organes dont on ne connoissoit pas l'usage avant qu'on les eût employées ; on pourroit penser que ces méthodes devroient nous autoriser par leur succès , à avoir plus de confiance dans cette association , à lui accorder un plus grand degré d'utilité ; mais

---

manière bien particulière , par ses travaux , à soutenir son éclat et à le propager. Son superbe livre sur la physiologie , où il a développé avec autant de clarté que de profondeur tous les services que les sciences naturelles peuvent rendre à la Médecine, décide la place supérieure qu'il occupe parmi les médecins déjà célèbres ; il ajoute beaucoup à sa gloire. C'est l'éloge qu'en a fait un des hommes dont le suffrage est le plus propre à inspirer de l'orgueuil (*) : Que cet illustre professeur accueille ici l'expression de ma reconnoissance pour les bontés particulières dont il a bien voulu me gratifier.

(*) Le médecin et sénateur *Cabanis.* Voyez son bel ouvrage sur les rapports du physique et du moral de l'homme.

ce seroit établir entre l'étude de l'anatomie
physiologique et celle de la pathologie, des
rapports bien forcés et bien chimériques, que
de regarder les principes de classification
qui ont été profitables à ces deux branches
de la science de l'homme, comme ceux qui
doivent également éclairer la nosologie. Sans
doute, la structure et l'organisation humaine ont été mieux connues, mieux déve-
loppées depuis qu'on ne s'est point borné
à l'étudier dans l'homme seul, et qu'on s'est
appliqué à la comparer à celle des autres
animaux ; et ces méthodes où est indiquée
l'échelle croissante et décroissante des organes auxquels la nature a attaché la perfection de la vitalité, ont pu parvenir à
dévoiler les analogies et les différences que
l'homme physiologique soutient avec les
autres animaux considérés sous le même
rapport ; mais si on avoit suffisamment
pénétré le génie de la science physiologique,
et qu'on se fût arrêté avec quelque étendue
sur la nature de l'objet dont elle s'occupe,
on auroit bien vu que ces résultats utiles
devoient nécessairement suivre l'application
qu'on avoit faite aux objets de son étude,
des classifications de l'histoire naturelle ; et
cela, parce qu'elle n'en diffère point du tout,
qu'elle en est elle-même une branche, qu'elle

est marquée de la même empreinte et des mêmes traits. Les attributs des caractères dont l'histoire naturelle tire son exactitude, cette constance, cette fixité, auxquelles elle doit la perfection de ses méthodes, sont également les propriétés des objets de la physiologie, car les phénomènes physiologiques, depuis la naissance de l'individu jusqu'à sa mort, présentent une régularité aussi immuable que celle des corps inorganiques; l'existence est attachée à leur stabilité. Semblable aux objets divers de l'histoire naturelle, l'homme dans l'état physiologique, vient offrir pendant sa vie un seul et même état qui ne varie jamais pour l'espèce de fonctions et les marques essentielles qui les caractérisent. Les premiers matériaux d'où résultent ses organes, sont fixement déterminés. Ils ne peuvent subir de changement essentiel, sans que l'individu sorte de l'espèce, ou cesse d'exister; quand on place l'homme sous le point de vue physiologique, on a donc une base fixe et immuable, pour le comparer aux autres animaux, soit du côté des organes, soit du côté des fonctions. La permanence de ses phénomènes, lorsqu'il est considéré dans ce mode favorable de l'existence, permet de bien apercevoir les analogies qui l'en

7

rapprochent et les différences qui l'en séparent; leur invariabilité, leur persistance
uniforme, la nature de leurs principes qui
en fait des phénomènes du même ordre que
ceux que rassemble l'histoire naturelle,
permet alors de les comprendre et de les
embrasser dans une classification identique
et commune.

Mais si, quittant l'homme exerçant ses
fonctions sans trouble et sans orage, nous
nous reportons à l'état de maladie, dans
cette situation il offre à la médecine un
sujet bien autrement variable, bien autrement
déterminé, que lorsqu'il est envisagé dans
la sérénité de ce premier rapport; les phénomènes nouveaux qu'il développe au milieu
des angoisses et de la douleur, le rendent
dans ce moment bien moins dépendant de
l'observation; l'usage du raisonnement qui
devient à présent plus nécessaire pour son
étude, le soumet bien davantage aux opinions
des hommes. On ne remarque plus ici cette
marche égale qui préside aux mouvemens
d'une santé bien ordonnée, et combien nous
voyons cette réunion de phénomènes toujours simples, toujours constans dans chaque
acte physiologique, se compliquer dans la
maladie, se surcharger, devenir confuse et
irrégulière? Lorsque la nature est en pleine

vigueur, ses phénomènes sont parfaitement
réglés et mesurés ; ils se présentent constamment dans le même ordre ; ils sont par
là même faciles à saisir et à connoître ;
mais lorsqu'elle éprouve des aberrations profondes, les caractères qui la signalent se
refusent obstinément à nos recherches ; et
comme elle tend à sa conservation par des
procédés simples et qui sont toujours les
mêmes, elle marche à sa destruction par
des routes embarrassées et dont il nous est
bien difficile d'éclaircir l'obscurité. « Mille
chemins ouverts conduisent chez les morts »,
a dit Grimaud, après un poëte célébre :
mille ad hanc aditus patent. La maladie
n'est point un être qui se manifeste toujours
sous les mêmes apparences, toutes les fois
que son essence est la même, comme chacun
de ces phénomènes physiologiques que nous
venons de parcourir (1). Au contraire, les

_____

(1) L'évidence de cette proposition ressort sans doute
assez d'elle-même, sans que nous ayons besoin de lui
donner d'autres développemens : les exemples des maladies protéiformes sont très-fréquens. Pour la fortifier
davantage, je pourrois rappeler ici quelques effets de
l'influence des constitutions générales de l'air, qui a
tant de pouvoir pour les déguiser et les masquer ; mais
j'en ai parlé plus haut. Ce que j'en ai dit à la page 41

caractères qui la décèlent et la rendent
percevable à nos sens, sont rarement revêtus
de marques uniformes et semblables ; ils
varient dans chaque individu suivant la
manière dont est affecté le principe vital,
et suivant la force de la réaction. Les efforts
même que la nature oppose à la maladie,
partagent l'incertitude des symptômes du
principe morbifique ; leur marche est également pleine de troubles et de désordres ;
et quoique sans doute l'effort de la nature
tende essentiellement à la conservation de
l'individu, et que dans une maladie qui
incline à la guérison, on observe un ensemble, un système de mouvemens mesurés
et proportionnés sur la cause de destruction
dont le corps est atteint, comme le phénomène majeur et fondamental auquel tous
les autres sont attachés et vers lequel ils
convergent d'une manière nécessaire ; néanmoins, lorsque la maladie est compliquée,
la multiplicité, la variation, l'inconstance
des symptômes qui résultent aussi de son
action ; la diversité des formes qu'ils peuvent

---

peut s'appliquer à mon assertion, et lui servir de nouvelle preuve : il seroit dès-lors superflu de revenir sur
cet objet.

revêtir et qui leur donnent souvent l'apparence de la nouveauté, en éloignent cette précision et cette simplicité qui seroient nécessaires pour la connoissance complète des indications que nous cherchons. Cette variété, soit des symptômes de la maladie, soit des efforts de la nature pour la combattre ; cette identité de phénomènes sous lesquels des maladies opposées peuvent se présenter, tandis que de semblables se dessinent sous des traits différens, empêchera toujours qu'on puisse introduire les classifications de l'histoire naturelle dans l'étude des maladies. La fragilité de cette base doit irrévocablement les faire regarder comme incertaines, inapplicables, ou ne se prêtant qu'à des applications ruineuses et fautives.

Lorsqu'on analyse avec exactitude les faits médicinaux, on voit donc que leurs phénomènes sensibles ne sont pas doués des attributs nécessaires pour fournir les principes d'un système de classification fixe et régulier, et qu'ils ne peuvent pas à eux seuls, comme dans la physiologie, nous conduire aux connoissances que nous voulons acquérir. Le secours d'un pareil guide seroit presque nul et tout-à-fait précaire, puisqu'on voit que des maladies d'un caractère opposé se présentent souvent sous les mêmes appa-

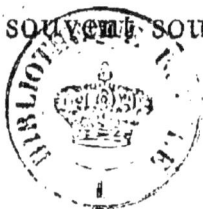

rences., et que des symptômes semblables
ne dénotent pas toujours des états pathologiques essentiellement identiques. Certes,
la pratique qui placeroit tout son appui
dans une lumière si incertaine , risqueroit
de ne marquer ses pas que par des malheurs
et des revers ; et pour peu qu'on se fût
arrêté à la cause de ces symptômes obscurs
et indécis, presque toujours compliquée elle-
même, embarrassée, composée de nombreux
élémens , on devoit bien s'attendre à un
résultat aussi peu satisfaisant de leur considération. Il étoit bien facile de prévoir que
des phénomènes presque toujours insuffisans
en outre pour indiquer leur principe générateur , ne pourroient jamais servir à diriger
un bon système de classification.

Nous sommes entrés dans l'examen d'une
difficulté qui auroit pu paroître circonscrire la généralité de notre assertion ; elle
ressort intacte des propositions qu'il nous
a mis à même d'établir ; les conséquences
qui en découlent le plus immédiatement,
viennent toutes lui prêter un puissant appui ;
sa légitimité, sa précision, paroissent même
retirer un nouvel éclat des considérations
que nous venons de parcourir. Notre corollaire définitif conserve donc toute son exactitude, il reste dans son entier , et il est

vrai en dernier résultat, il est conforme à ce que l'analyse nous dévoile sur la nature des objets dont s'occupent l'histoire naturelle et la pathologie, que les principes de classification doivent différer dans ces deux sciences.

Nous avons analysé les attributs caractéristiques de l'histoire naturelle et de la pathologie, et nous avons indiqué les sources des principales circonstances qui les différencient; ramenant à quinze chefs distincts toutes les séparations qui peuvent les distinguer, nous avons ainsi observé qu'elles diffèrent par la nature des caractères dont elles font usage, par l'origine et la valeur respective de ces mêmes caractères; nous avons prouvé que le nombre de ceux auxquels on peut se fixer dans l'histoire naturelle, est différent de celui qu'on doit employer dans la pathologie, le médecin n'ayant pas, comme le naturaliste, la faculté de les étendre ou de les circonscrire à volonté; nous avons vu qu'elles diffèrent par le but qu'elles se proposent et par les procédés qu'elles suivent pour y parvenir; que les voies dont elles se servent pour découvrir les objets de leurs études, sont également différentes; que leurs moyens d'investigation le sont aussi. Nous avons aperçu que les dispositions antérieures de l'esprit, ou la culture de l'entendement doit être bien plus étendue dans l'une que dans l'autre; que l'espèce de faculté de l'intelligence particulièrement réclamée, et en exercice dans l'étude de chacune d'elles, étoit encore différente; nous avons remarqué que les méthodes étoient artificielles dans l'histoire naturelle, et qu'elles devoient être naturelles dans la pathologie; et qu'enfin les résultats auxquels le médecin arrive, étoient bien plus importans, bien plus difficiles à obtenir, que ceux que recherche le naturaliste. Pour donner plus de solidité aux conséquences que décide cette réunion de différences distinctes et bien tranchées; pour les appuyer d'une nouvelle preuve, nous avons présenté une esquisse du système de classification des maladies, qui seroit le plus propre à nous diriger dans la pratique; et nous avons ainsi fait ressortir par l'indication des principes qu'on devroit y suivre, la différence la plus décisive qui sépare les classifications de la pathologie, de celles de l'histoire naturelle. D'après toutes ces considérations que nous ne faisons que résumer ici, et qui ont été examinées à leur place avec assez d'étendue, la nécessité d'une différence dans les principes de classification de l'histoire naturelle et de la pathologie, est sans doute bien solidement établie : sans doute que les différences nombreuses que nous avons mentionnées dans cette dissertation, garantissent notre corollaire de toute incertitude, de toute indécision.

Avant de terminer cette dissertation, qu'il me soit permis de prévenir les réflexions qu'on pourroit faire sur la manière dont est tracé le tableau auquel je me suis attaché. On trouvera peut-être que je me suis renfermé dans des limites trop étroites, dans un sujet aussi profond ; et on pourra penser que j'aurois dû me livrer à des développemens plus étendus, que sembloit réclamer l'importance de la matière. Je ne me flatte point de pouvoir former avec quelque perfection le plan d'un traité *ex professo*, sur un sujet aussi difficile, ce qui est réservé aux premiers maîtres de la science ; peut-être néanmoins que j'aperçois une partie des matériaux qui devroient servir à son exécution ; mais pour n'être point entré dans ces développemens étendus, je ne saurois encourir le reproche de m'être écarté de mon but, parce que je n'ai point eu le dessein de me livrer à une entreprise aussi périlleuse, de laquelle la foiblesse de mes moyens m'auroit bien suffisamment détourné, si je

m'étois arrêté imprudemment à la fixer. Ma
seule intention a été de présenter quelques
principes qui pussent servir de base à un
ouvrage où on embrasseroit les détails ; et
des considérations qui seroient liées par
quelque point de contact à un si bel ouvrage,
ne laisseroient point encore d'avoir leur importance, quoiqu'elles fussent bornées à cette
espèce de recherches, si elles étoient fondées
sur l'analyse et l'observation, tant les connoissances auxquelles elles viennent aboutir,
sont essentielles et majeures dans la médecine. Un autre motif peut donner encore
quelque prix aux recherches pathologiques
dirigées vers le point de vue sous lequel je
m'en suis occupé. L'intérêt de la médecine,
sous le rapport de la réforme de son langage,
qu'on doit s'efforcer, d'après la pensée de
Condillac, de ramener, comme celui de toutes
les sciences, à une langue bien faite, réclame
depuis long-temps l'exposition des principes
d'un bon système de classification, quoique
l'exécution pratique complète en doive être
encore très-éloignée, comme je l'ai dit plus
haut, parce que le langage des sciences
lui-même ne se perfectionne que lorsqu'elles
sont arrivées à un système d'arrangement
méthodique. C'est sans doute encore tra-
vailler dans ce sens, que de faire remarquer

l'insuffisance des principes qu'on pourroit croire profitables; indiquer les fausses routes, signaler les écueils, est également un moyen de parvenir à la connoissance de la vérité; elle est bien plus facile à saisir, lorsqu'on se présente à sa recherche dégagé d'erreurs et de préjugés.

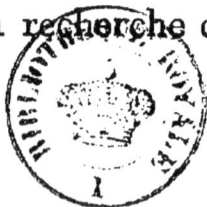

F i n.

TABLE DES ARTICLES.

AVANT-PROPOS, *p.* 1. *Etat brillant de l'histoire naturelle depuis un demi-siècle*, 7. *L'application des méthodes de la philosophie générale aux objets de son étude, considérée comme la cause de ses progrès*, 8. *Influence de la même cause sur la médecine*, 9. *Son perfectionnement assuré par l'emploi qu'elle a fait de ces mêmes méthodes*, 11. *La nosologie désignée comme la branche de la médecine, qui en réclamoit le plus impérieusement l'application, par la manière dont elle étoit cultivée lorsqu'on introduisit dans les sciences l'analyse de la philosophie générale*, 11. *Au milieu des succès de la médecine, par l'usage de ces méthodes qui avoient décidé le sort de l'histoire naturelle, naissance de l'opinion qui proclamoit comme utile d'adopter dans ces deux sciences des systèmes de classification identiques, appuyée sur cette origine commune de leurs progrès*, 17. *Y a-t-il de la différence dans les systèmes de classification dont l'histoire naturelle* et la pathologie peuvent s'accommoder, 19. Les conditions des caractères employés par les naturalistes, toujours tirés des parties extérieures, la simplicité qui en résulte, tandis que ceux qui font reconnoître les maladies, présentent une grande complication, paroissent établir une différence, 20. Différence amenée par la diversité du but qu'elles se proposent, 25. Différence déduite de la diversité du mode d'organisation des phénomènes dont elles s'occupent, 28. Différence puisée dans la diversité de nature des phénomènes qui sont l'objet de ces deux sciences, ainsi que dans l'inégalité des obstacles que chacune d'elles nous oppose, 33. Différence aperçue dans la différence de l'origine des caractères utiles dans chacune d'elles, 37. Différence notée dans l'inégalité de valeur des mêmes caractères, pour nous indiquer dans l'histoire naturelle et la pathologie, les phénomènes que nous y recherchons, 38. La faculté dont jouit l'histoire naturelle, de fixer le nombre de ses caractères, tandis que dans la pathologie la fixation de leur nombre ne dépend pas de la volonté, envisagée comme une source de différence, 42. Différence déterminée par la manière dont les caractères doivent être disposés dans *les deux sciences*, 44. *Différence dépendante de la diversité des voies par lesquelles l'histoire naturelle et la pathologie arrivent aux connoissances qui leur sont propres*, 46. *Du motif de différence fourni par la différence des moyens d'investigation employés dans les deux sciences*, 47. *La différence des dispositions antérieures de l'esprit réclamées par l'histoire naturelle et la pathologie dans celui qui veut les cultiver, indiquée comme un principe de différence*, 49. *Différence sous le rapport des facultés de l'entendement particulièrement en exercice dans l'étude de chacune d'elles*, 51. *Différence renfermée dans la diversité des méthodes dont ces deux sciences s'accommodent pour découvrir les phénomènes qu'elles embrassent*, 61. *La différence du mécanisme des procédés employés par les deux sciences, remarquée comme un motif de distinction des méthodes de classification*, 75. *La différence de l'importance des résultats qu'elles obtiennent, considérée comme une source de différence*, 80. *Corollaire déduit de l'examen précédent*, 89. *La nécessité d'une distinction dans les systèmes de classification profitables à l'histoire naturelle et à la pathologie, érigée en principe*, 90. *Exposition de quelques difficultés qui paroîtroient res-*

treindre la généralité du corollaire, 93. L'opinion qui trouveroit de l'avantage à associer dans la pathologie les méthodes de classification de l'histoire naturelle, avec celles qui lui sont propres, examinée dans ses conséquences, 94. Inefficacité de l'application favorable des méthodes de l'histoire naturelle à la physiologie, pour en faire regarder l'emploi utile dans la pathologie, 101. Confirmation du corollaire, 102. Récapitulation, 103. Conclusion, 105.

Fin de la Table.

ERRATA.

Page 2, ligne 5, au lieu de parvenir à approndir, *lisez* approfondir.

Page 14, au lieu de Lock, *lisez* Locke.

Page 14, ligne 29, au lieu de, les lacunes qui existoient encore alors dans la connoissance incomplète que l'on avoit d'une entière application des principes d'analyse et décomposition, *lisez*, les lacunes qui existoient encore alors dans la connoissance d'une entière application, etc.

Page 18, ligne 3, au lieu de celle qui devoit, *lisez* celles qui devoient.

Page 27, ligne 8, après instrumens, *lisez*, qui doivent lui prêter leur appui, à la ligne 9, et revenez à la ligne 8; *supprimez* aussi *et* à la ligne 9, et *ajoutez* le mot encore, après besoin.

Page 35, ligne 10, au lieu de Nectar, *lisez* Nectaire.

Page 44, ligne 17, au lieu de qu'ils, *lisez* qu'elles.

Page 45, ligne 20, après naturelle, mettez un point-virgule au lieu d'un point, et une virgule après dévoiler, au lieu d'un point.

Page 48, après devient, *lisez* aussi.

Page 51, ligne 29, au lieu de ces, *lisez* ses.

Page 58, ligne 15, après supérieur, *ajoutez* ainsi.

Page 77, lignes 2 et 9, au lieu de crustacée, *lisez* crustacé.

www.ingramcontent.com/pod-product-compliance
Lightning Source LLC
Chambersburg PA
CBHW071206200326
41519CB00018B/5401